亲爱的，我的脑袋里
住了一只山雀

〔德〕赛巴斯提安·许洛瑟 (Sebastian Schlösser) ◎ 著

颜徽玲 ◎ 译

U0212821

重庆出版集团 重庆出版社

Lieber Matz, Dein Papa hat 'ne Meise: Ein Vater schreibt Briefe über seine Zeit in der Psychiatrie
by Sebastian Schlösser
Copyright © by Ullstein Buchverlage GmbH, Berlin
Published in 2011 by Ullstein Verlag
Simplified Chinese edition copyright © 2013 by **Grand China Publishing House**
This edition arranged through Andrew Nurnberg Associates International Limited.
All rights reserved.

No part of this book may be used or reproduced in any manner whatever without written permission
except in the case of brief quotations embodied in critical articles or reviews.

版贸核渝字 （2013） 第192号

图书在版编目（CIP）数据

亲爱的，我的脑袋里住了一只山雀 /（德）许洛瑟著；颜徽玲译. — 重庆：重庆出版社，
2013.9
ISBN 978-7-229-06898-1

Ⅰ.①亲… Ⅱ.①许… ②颜… Ⅲ.①抑郁症－治疗－通俗读物 Ⅳ.①R749.405-49

中国版本图书馆 CIP 数据核字（2013）第201895号

亲爱的，我的脑袋里住了一只山雀
QINAIDE, WODE NAODAILI ZHULE YIZHI SHANQUE

〔德〕赛巴斯提安·许洛瑟　著
　　　　　　颜徽玲　译

出 版 人：罗小卫
策　　划：中资海派·重庆出版集团科韵文化传播有限公司
执行策划：黄　河　桂　林
责任编辑：朱小玉
责任校对：何建云
特约编辑：桂凤英　董莹雪
版式设计：李婉琳
封面设计：张　英

重庆出版集团
重庆出版社　出版
（重庆长江二路205号）

深圳市鹰达印刷包装有限公司印刷
重庆出版集团图书发行有限公司发行
邮购电话：023-68809452
E-mail：fxchu@cqph.com

重庆出版社天猫旗舰店
cqcbs.tmall.com
全国新华书店经销

开本：787mm×1092mm　1/16　印张：13　字数：162千
2013年11月第1版　2013年11月第1次印刷
定价：28.00元

如有印装质量问题，请致电：023-68706683

本书中文简体字版通过 **Grand China Publishing House**（中资出版社）授权重庆出版社在中
国大陆地区出版并独家发行。未经出版者书面许可，本书的任何部分不得以任何方式抄袭、
节录或翻印。

版权所有，侵权必究

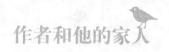

作者赛巴斯提安·许洛瑟——天才导演，命运多舛

　　算不上是一位称职的丈夫，但的确是儿子敬爱的父亲。许洛瑟才华横溢，年仅 27 岁便成为德国汉堡知名剧院的导演。但处于事业巅峰期的他因抑郁发作，不得不中断了蒸蒸日上的戏剧事业。

　　在忙于事业的那段日子，许洛瑟疏于照顾妻子和儿子。在疗养院治疗的那段时间，他才意识到妻子和儿子对他的重要性，也才终于重新回归家庭并调整人生方向。目前他和太太及两个孩子在汉堡过着正常人的幸福生活。

妻子埃达——温婉坚强，对丈夫不离不弃

　　许洛瑟的妻子埃达是剧院里的造型师，不仅人长得漂亮，做事也认真负责，这些深深吸引了许洛瑟，所以他们一见倾心。两人在一起之后不久，埃达有了身孕。而许洛瑟为了戏剧和生计不得不奔波于其他城市，直到儿子出生，他才回到她的身边。当得知许洛瑟患有抑郁症后，她仍然对他不离不弃，还主动担当起家庭的全部责任，并一直默默地支持着他，等待他的归来。

儿子马兹——盼望回到父母怀抱的 7 岁男孩

　　许洛瑟与埃达的长子。许洛瑟写这些信时，他才 7 岁。埃达因为生计无法亲自照顾他，在许洛瑟住进疗养院的日子，他被寄养在外婆家。直到许洛瑟痊愈，他才又回到爸爸妈妈温暖的怀抱。自此，一家人才过上了幸福的生活。

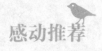

感动推荐

李建中　李建中心理工作室创始人

什么人会患上抑郁症？他们的内心世界是怎样的，又是如何好起来的？这本书可以给你答案。其实心理问题并没有那么可怕，只要愿意面对，并有亲友的支持，再加上药物治疗和心理咨询，问题都能解决。

戴影频　武汉大学（深圳）心理健康管理研究所所长

天才和疯子只有一步之遥，海明威、梵高是这样，《亲爱的，我的脑袋里住了一只山雀》的作者也是这样，而正是因为对妻子和儿子的爱，才让作者终战胜了抑郁症。这是一本充满浓浓亲情的书，值得一读！

Sathyan Ramesh　列入"年度好书"当之无愧

我认为把《亲爱的，我的脑袋里住了一只山雀》列入"年度好书"当之无愧。许洛瑟的书写方式紧凑、充满热情、精准、流畅。时而委婉温柔，时而直言不讳；时而振奋人心，时而充满幽默。通过这本书，他不仅是与儿子、读者对话，也是与自己内心的痛苦对话。

Ulli Baumann　关爱抑郁患者的最佳窗口

许洛瑟的笔法深刻，让人忍不住一行接着一行读下去。我曾与抑郁症病人接触过，所以这本书的内容深深触动我。抑郁症患者的情绪，是一般人难以理解的。也正因如此，《亲爱的，我的脑袋里住了一只山雀》是了解抑郁症病人的最佳窗口。看完这本书后，我久久无法平静。

A. Drouven, Schl.-Holst.　被深深地感动着

　　许洛瑟在这本《亲爱的，我的脑袋里住了一只山雀》中并非想告诉读者如何认识抑郁症，也不是要写半吊子的科学报导。他写的是个人的经验和情感，甚至还会调侃自己的病。这对于同病相怜的患者来说是种抚慰。阅读中你会忍不住会心一笑，这比长期面对治疗师和疾病有趣多了。这本书的阅读价值很高，真的会让人深深感动。

Alex　了解抑郁，理解抑郁

　　我最终买下了这本心仪已久的书。这本书写得非常好。透过它，我们或许能对抑郁症患者抱以更多理解。

Lebeneinander　唤起"健康"读者的同情心

　　我也患有抑郁症，许洛瑟袒露了真实的自我，只有"同病相怜"的人才能理解他。此外，通过一封封写给儿子的动人书信，他同样唤起了"健康"读者的同情心。他是一位敏感的创作者，我相信他作为作家大有可为。书名蕴含着自嘲，自嘲中又透露着执著。我希望能有机会认识许洛瑟先生。

Cordula Stratmann　这是关爱的力量

　　《亲爱的，我的脑袋里住了一只山雀》的作者许洛瑟坦然直面自己的抑郁，所以，他的儿子才得以继续生活在父爱的润泽下。

Sabinechen "Sabine"　一本书教人读懂抑郁症

　　这本书太棒了！作者对身受抑郁症折磨的自己描写得如此细致生动，以至于读者几乎可以亲身体验那种在抑郁之中起伏的情绪。真令人难以置信！没有什么更好的方式，能像这本书那样教人读懂抑郁症这种精神疾病。《亲爱的，我的脑袋里住了一只山雀》胜过教科书。感谢作者，用文字与我们分享他作为抑郁症患者的体验。

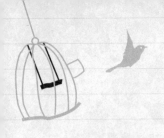

目 录

Lieber Matz, Dein Papa
hat 'ne Meise

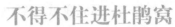

第一封信

不得不住进杜鹃窝

我亲爱的马兹：

　　来到这里好一阵子了，现在才慢慢弄清楚这段时间发生了什么，以及为什么我会降落在这里。没错，像宇宙飞船一样地降落。一开始，我觉得这里真的像个陌生的星球。这段时间，我飞得太快，像宇宙飞船一样，飞过自己的生活，快到根本来不及细看生命中的许多事和人，尤其是你。我真的感到很抱歉，你一定也很难过。为了让我的速度慢下来，我需要特别的医生进行特别的治疗，也需要服用特殊的药物。

　　也许有人已经告诉你："你爸爸被关进了疯人院。"是的，我现在待的地方，以前的人就是这么称呼的。所有脑袋有问题的人都会来这种地方，不是精神病院，就是疯人院，这里关了很多灵魂遭受折磨的人。从前，医生对精神疾病的了解很有限，因为他们对这种疾病不感兴趣，所以医生会告诉病人，他们得的是早发性痴呆症（Dementia Praecox）。这个词的拉

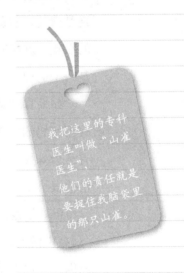

我把这里的专科医生叫做"山雀医生"，他们的责任就是要捉住我脑袋里的那只山雀。

1

丁文意思是"老苹果",它在这里指的则是患病的人还没有变老就已经痴呆了。这个说法真是令人不齿！在那个时代，奥地利首都维也纳甚至有公开展示病人的疯人院。

你看，以前的人根本不怎么用心照顾疯掉的人。还好今非昔比，现在疯人院被称为"精神疗养院"。这个名字念起来很不顺口，听起来也怪怪的。所以我想，我干脆把它称为"杜鹃窝"吧。

"杜鹃窝"这个名称源自古希腊的一部古老的戏剧，是很久以前一个叫阿里斯多芬尼斯（Aristophanes）的人创作的。这部剧叫做《鸟》(*Die Vögel*)。在剧中鸟类统治了整个世界，它们在天空建立了自己的城市，这个城市就叫做"云里的杜鹃窝"。其实这个名称还蛮贴切的，因为德文用"你的脑袋里住了一只鸟"或"你有一只山雀"来形容有精神病的人。我把这里的专科医生叫做"山雀医生"，他们的责任就是要捉住我脑袋里的那只山雀。

你现在一定会问，这只淘气的山雀是怎么跑到我脑袋里去的？这个问题回答起来并不容易，连聪明的科学家也还没找到答案。有些人说是遗传，也就是说，家族里有人得了这个病，这个病便会遗传给他的后代。就像有些家庭，一个人的鼻子很大，全家人的鼻子都会很大，是一个道理。

如果真的是遗传来的，那么我脑袋里的那只山雀很可能来自你佛劳可奶奶的家族。佛劳可有个舅舅叫做马兹，名字和你一样。他底下有三个妹妹，其中一个就是我的外婆米玛。米玛和马兹非常要好，可惜他很早就过世了。他是个机灵聪颖、活泼敏锐的人。

但是他也得了精神病，只是当时没有人察觉他生病了。人们常说："马兹说话怎么总是颠三倒四的？"但却没有任何人想过要找找其中的原因。米玛总是绘声绘色地告诉我很多关于马兹的事，我总感觉我和他很熟，他是那么有趣、难以捉摸。所以我帮你取了一个和他同样的名字，因为我希望你也是个风趣、调皮的男孩。当然我不希望你成为疯子，我的宝贝，请快快长成一个机灵鬼吧。

你奶奶的表妹玛丽昂阿姨也有这个病。她以前就是杜鹃窝的常客。每次她的病稍微好转一点，她就拒绝吃药，所以当病情复发时，反而变得更严重。可能因为她脑袋里的那只山雀特别凶，所以当那只山雀折腾不休的时候，她就会打电话给佛劳可奶奶，大骂她一通。在那之前她老是打电话骂米玛。玛丽昂阿姨总觉得她以前被人欺骗过，可是又说不出个所以然来。在电话里，她总是用威胁的口吻说："你们等着瞧好了。"我住在美国的乔治表哥是汉斯彼得舅舅的儿子，他的脑袋里也住了只山雀。

我们这些人得的病，医生不用"山雀"也不用"脑袋里的鸟"形容，而是把它称作"双向情感障碍"。它的德文发音听起来很像"北极的猴子"，也很像"愚蠢的极地科学家"。有时候，我感觉自己真的就是极地科学家，不是那种穿着雪衣在冰天雪地工作的科学家，而是专门研究人生极点在哪里的科学家。我的意思是我很想知道世界的尽头，包括南极和北极，人们走到哪里就再也走不动了。

到北极的路非常遥远，科学家到了北极，会返回来。而我走过的路也很远，虽然我还没到达地球的边界，但是我触碰到了个人的极限，还有妈妈和你的极限。

这就好比你过生日的情形。你邀请了所有的朋友来家里给你庆祝生日，你们一整天有吃不完的甜食，傍晚还可以看一部电影，这一天多美好呀，你忍不住希望天天都这么过该多好，这样你就能得到更多礼物、更多朋友、更多零食、更多欢乐。可是总有一个时刻，你的朋友会被家人接走，然后你得上床睡觉，可是你完全还没感觉到累。真的一点也不累，反而精神旺盛得很。美好的一天不该就这样结束，你无法理解为何如此美好的一切就这样戛然而止。这种感觉通常只有小

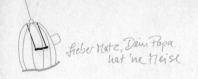

孩子才会有，等你慢慢长大，感觉可能会淡得多。因为大人要懂得"控制情绪"，可不是吗？大人得把情绪掐得紧紧的，他们没办法和小孩子一样，开心时大笑，悲伤时痛哭。

四个月前的某一天，也就是你过完生日后不久，我醒来时，突然又有了那种强烈到难以自控的情绪，这种感觉太棒了，我觉得再好不过了，像吃了仙丹妙药。

这就是当时的情况。我得停笔了，吃药的时间到了。医院的走廊很长，走廊两侧排满了房间，大部分是双人房。走廊中间有一间房是医生、看护与护士专用的。晚上八点整，那里会准备好所有病人的药。我现在得去那里了。我再写信给你，我保证，我一定会写的。

我爱你。

爸爸

第二封信

我想出去透透气

亲爱的马兹：

　　今天做任何事情都不顺心，我一点儿也不想待在这里，这里的一切都让我精神紧张，尤其是其他病人和他们的病。你应该听过神经病或忧郁鬼这类骂人的话，但由于你年纪太小也许还没听过。

　　精神分裂症病人常常有幻听现象，总认为有人要害他，但根本不是这样的。这种被害妄想让病人非常恐惧，这种恐惧感和你对《星球大战》里最高统治者的惧怕不同，你的惧怕会自然消失，就算夜里做噩梦被惊醒，我们安抚一下也就没事了。精神分裂症病人却很难安抚，他们无法让自己平静下来。他们因为内心恐惧而又生性猜疑，连药都不肯吃。这种恐惧感始终伴随着他们，挥之不去，这让他们无法自拔。

　　这里有个上了年纪的女人，长得像我中学物理老师。她总觉得有人要对她下毒，不管是医生、看护、护士，还是其他病人，他们所有人都受她先生的指使，

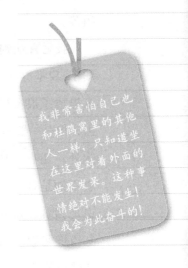

我非常害怕自己也和杜鹃窝里的其他人一样，只知道坐在这里对着外面的世界发呆。这种事情绝对不能发生！我会为此奋斗的！

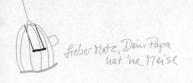

串通起来想谋害她，然后夺取她的财产。事实上，她先生每两天就来探望她一次，陪她去医院餐厅喝咖啡。她的先生看起来很哀伤，他尝试着和她交谈，但她却只是两眼无神地凝视前方，我真的不清楚他们俩谁才是那个需要帮助的人。有时我看到这个女人独自在吸烟区抽着烟，这个样子让我忍不住笑出来，这时，她会凶神恶煞地瞪着我，偶尔她也会跟着我一起笑，就好像谎言被我揭穿了一样。

患抑郁症的人就更让人心烦了，抑郁症病人行动慢得叫人抓狂，而且思维迟缓，不仅如此，他们几乎没有任何感觉，就像是被拔掉塞子的浴缸或者放了一晚上的保温瓶，他们似乎只剩下一副颤颤巍巍、略有余温的空皮囊。这些抑郁症病人一整天都蹲在走廊里，等着医生来给他们做检查。医生会给他们量血压，然后不痛不痒地问他们"痛不痛""有没有什么问题"，通常他们只是摇摇头，医生们觉得没有问题真是太好了。瞧，这种管理多让人寒心！上午，大家各自在医院里活动，大多数人都参加了小组活动，比如运动组、手工组或自由活动组等。

我更喜欢到公园或医院的广场上散步。活动完之后，就到午餐时间了，我觉称为"喂猪"时间更贴切。病房区会有人推来两台大餐车，车里放了很多托盘，托盘上的碟子用盖子盖着，这样热气就不会散出去，但是一股煮烂了的难闻的蔬菜味会散出来，通常是花椰菜的味道。此外，还有一块很像肉的东西，上面淋着深色的酱汁；最后还有一道不知是什么的甜品，可能是饭后点心吧，但与其说是点心，不如说是猪食。说实在的，这里的伙食真叫人不敢恭维！给忧郁症病人吃或许可以，反正他们也不吃，对于想恢复健康的病人来说，得先从健康的饮食开始，不是吗？

你生病的时候，我会煮鸡汤、做布丁，好让你赶快恢复体力，我的母亲对我也是如此，这是人之常情。我喜欢下厨，并不是因为我必须得下厨，而是因为下厨可以令我平心静气。我常常在早上洗澡时就开始考虑做些什么菜、吃些什么主食，我的食材都很新鲜，但在这里想吃到新鲜的菜肴简直就是天方夜谭。

当然，医院很大，用餐的病人又多，这可能也是无法供应新鲜菜肴的一个原因。这里有一个很大的厨房，里面有上百个穿着白色制服的工作人员，他们头上都戴着塑料帽。我想象中的《星球大战》中那个坏蛋达斯·维达家的厨房就是这样的。

难吃的东西虽然不会马上要人命，但是几年下来也叫人受不了。我相信让病人自己下厨会更好。我们可以组建一个烹饪团队，团队成员要慎重选择，因为如果所有的成员都是抑郁症或者神经病的话，大家的盘子可能会空空如也。这个想法值得一试，我曾经也向有关人员提及过，但是如果不是直接跟精神病院的院长（也就是杜鹃窝的窝长）谈，是不会有任何改变的。这个道理在哪里都一样：要想改变，除了有好的创意，更需要足够的耐心。

我常常出去溜达。我说过最喜欢去公园，但是医院里各种各样的建筑也让我觉得有趣。每栋建筑前总有一些人穿着浴袍围着一个装满沙的烟灰缸吸烟，我们也可以在室内吸烟，这可能算得上是得精神病的好处。这里所有的病人都太紧张，不抽烟可能没办法过下去，如果没有香烟，不能用吞云吐雾来打发我们的寂寞，这样下去我们可能会互相残杀。

我们可以离开病房区，医生也鼓励我们出门，好叫我们尽早适应杜鹃窝外的群体生活，学习在没有帮助的情况下解决问题，但我是这里唯一出门的人。其他病人不敢尝试，也许是因为他们害怕出门，也许是因为他们不知道去哪里。

离开病房区之前，我得用粗笔在外出告示栏写上去什么地方，一开始我对这个规矩很抵触。其实我对这里的所有事情都不满，有个医

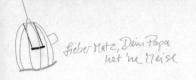

生跟我解释说，这是脑子里那只山雀在作怪，由于它还没被捉住，所以我显得比从前更没耐心。

总之，我跟你一样成了小孩儿，做什么事都要得到父母的许可。我小时候就非常厌恶这一点，跟现在的你没什么两样。你可能无法想象，一个成人做芝麻粒大的小事都得经过别人允许，会感到多么不自在。反过来也一样：当我规定你做什么事时，我总会马上想到我的母亲，她的声音仿佛就在耳旁。我甚至能清清楚楚地回想起那个情景，像条件反射一样。

"要离开桌子，你得先问过我才行！""想拿甜点，要先问我！""穿暖一点！""洗手！""大人说话，你别插嘴！"这些话都不需要经脑子，人们想不到还能说点什么。有时候我感觉全世界都在说这种大空话，没有一个人真正说点什么经脑子想过的东西。所有这些话都被人说了几千遍，听话的人也听了几千遍，大家都是左耳进、右耳出。

每个人都像鹦鹉一样重复着从父母那里或周遭环境听来的话。父母们总是这样，老想着定一堆的规矩，而且急得要命，跟赶着做什么事一样，他们根本没有多余的时间去思考。因为老想着控制，所以毫无意识地反复说着同样的话。有句话是这样说的：信任固然好，监控更重要。这句话本来是用在一个人已经无法信任他人的时候，或是之前因为信任他人却屡屡感到失望的状况下。在成人的世界里，信任时常无法发挥作用。

我多么希望你永远用不上这句话！我希望你懂得信任，因为信任是那么美好，它会让你感觉到自由。我时时刻刻都想自由，不希望内心充满恐惧，但是我竟然把自己关在了这里。这样说好像也不完全正确，其实，我是躲在这里，为了避开世界，逃离自己，我得给自己放个假，所以我把手机丢到阿尔斯特湖里了。

最近我突发奇想，在外出告示栏写了一些捉弄人的句子："许洛瑟先生去医院溜达溜达，要是他运气好的话，可能会碰上一件新鲜事，说不定两件，他会准时回来吃晚饭""许洛瑟先生给自己买烟去了，他打算熟悉一下附近的环境""许洛瑟先生得逃离魅力无法抵挡的漂亮病房，出去透透气"……

你现在应该知道什么叫做讽刺了吧？一笑置之一直是我逃离苦海的方法，对不堪忍耐的事和困难一笑而过，这个方法很有用。

我又离题了，这也是我这个病的一种特征。我本来是想和你谈谈这里的超级大厨房的，它几乎有地铁站那么大，说实话，这种规模已经不能叫厨房了，应该叫"厨房工厂"或"厨房死星"，里面塞满了一堆没有大脑的厨房机器人。可惜他们不让我进去，他们当然不会让我进去。其实我还挺惊讶，门口竟然没有带着武器的警卫，更奇怪的是，竟没有半个人出来抗议这些猪食。

我多么想告诉那些把菜做得乱七八糟的"大师"，如何做新鲜的色拉，怎么才能把面煮得又Q又有嚼劲。这里的人连最简单的菜都能做砸，就连蛋都不会煎。小孩子都会煎蛋，我敢打赌你现在就可以像《美食总动员》（*Ratatouille*）那部电影里的小老鼠一样，指导人类如何料理美食，你都可以轻松地把那些厨师比下去。还记得那部电影吗？每当想起我们一起看那部电影的情景，我就忍不住感到哀伤。我常想起你，像今天这样的日子我特别想哭，也真的哭出来了。

真的很奇怪，我竟然又会哭了，有好几年的时间，我根本不知道怎么哭，也不知道如何打从心底感到喜悦。那种感觉多么糟糕，就像你最爱的那首歌中描述的那个耳背的女孩：她只有在音乐很大声时，才喜欢音乐。现在悲催的是，喜悦和悲伤的情绪总是迅速地涌上心头，我完全不知道发生了什么事，只知道这种感觉相当难受，就好像电流持续不断地接通到我的身体里一样。别人根本无法理解，为什么我的情绪会变化得这么快，我自己也弄不明白这是为什么。

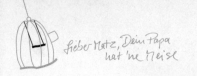

　　我非常害怕自己也和杜鹃窝里的其他人一样，只知道坐在这里对着外面的世界发呆。

　　这种事情绝对不能发生！

　　我会为此奋斗的！

　　明天见。

爸爸

还是没感觉到有任何好转

亲爱的马兹：

今天我想跟你讲讲和我一起住在这里的病友，他们的脑袋里也住了山雀。我曾经告诉过你，我们常常坐在角落一起抽烟，共度过不少美好时光。我刚住进来不久，就有两位女士对我产生了好奇心，她们对我很友好，很快就接纳了我。我也觉得自己好像和她们认识很久了。

海嘉大概有六十岁了，她得的是抑郁症，是她的先生带她来这里住院的。我真的难以想象她的脑袋里住了一只这么悲伤的山雀，因为从外表看，她就像刚从阳光灿烂的地方度假回来一样。这就是精神病可怕的地方，从外表完全看不出来，它藏得太隐秘了。海嘉的年纪可以当我的母亲了，她待我也好得像亲妈妈一样。

玛丽亚大约三十五岁，长得简直就像白雪公主那么漂亮，头发像檀木一样黑亮、皮肤如初雪一样洁白、

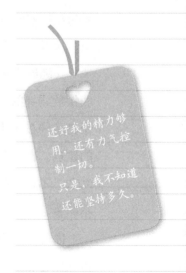

还好我的精力够用，还有力气控制一切。
只是，我不知道还能坚持多久。

11

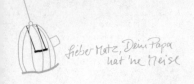

嘴唇像鲜血一般红艳。不过，那是因为她化妆。玛丽亚的脑袋里住了
好几只山雀。她在这里待很久了，可是山雀就是赶不走，医生也没有
办法了，只好将她送到吕内堡石楠草原的一家康复院。康复院是病人
度假的地方，它和一般的度假不同，病人来这里是为了恢复身心健康。

　　玛丽亚治疗了这么久，终于可以到康复院疗养，她高兴得不得了，
希望可以在那里长期静养。马兹，你能想象吗？在那种地方住好几年？
虽然那里和精神病院不同，但是也差不多啊。要是让我去那里，我肯
定会担心自己一辈子都出不来。她居然对去康复院充满了期待，我真
是不明白。但她即将离开的这件事，让我备受鼓舞，我相信自己总有
一天也会出院的。

　　我跟她们说我在剧院工作，她们都兴奋得不得了，说："这工作挺
符合你的形象，我就觉得你是个充满创意的人，看来我猜对了。"

　　当然，这里还有其他很多病友，有些人已经住了很久，我无法想
象他们是怎么度过这段日子的。我绝对不能在这里住太久，过阵子我
得去埃森一趟，赶着排演阿思缇·林格伦（Astrid Lindgren）的《狮心
兄弟》（Gebrüder Löwenherz）。这次我将和康士坦丝一起工作，这是我
第一次有兴趣和女编剧合作。

　　女编剧都挺烦人的，但是康士坦丝人很好。她是维也纳人，也是
城堡歌剧院的剧院助理。对戏剧工作者来说，城堡歌剧院的地位，就
像梵蒂冈在天主教徒心目中的地位一般神圣。城堡歌剧院是一座壮观
的建筑、也是一座神圣的殿堂。《狮心兄弟》最后一幕巨龙出场就非常
复杂、不好安排，要把这么大又这么恐怖的一条龙摆在舞台上还真是
不简单。

　　你还记得吗？我曾经问过你，为什么觉得龙很可怕？我还清楚记
得你回答我说："它的眼睛很吓人，它还会喷火呢。"你的这个答案给
了我很大启发，我高兴坏了。我很想知道你看到这部作品时会有什么

反应，无论如何你都要来看爸爸的这部戏。光是想象你坐在观众席的情景，就够让我觉得美好的了。哎呀，我甚至忘了这部戏是排演给大人看的，不过如果小孩子也喜欢，那简直就太棒了。

城堡歌剧院令人印象非常深刻，它甚至有国王特别通道和国王专用包厢。包厢里铺了一层厚厚的红地毯，走进去真的感觉自己就像国王一样尊贵。我根本无法想象，世界上还有比汉堡的德国剧院更雄伟的建筑，因为德国剧院已经足够奢华壮丽了。我在德国剧院度过了好几年的时光，几乎天天泡在那里，只有实在累得不行，才回家睡觉。那段时间，我的心里只有戏台，完全忘了我还有家。当我没有创作灵感的时候，我才拉上幕布，开车回家睡个饱觉。剧院对面就有一个加油站，看，多方便呀。

下下周我又要去埃森一趟，也是为了工作的事情。可是现在我却坐在医院给你写信，这简直让我感觉沮丧得很。希望埃森那里没有人知道我住进了杜鹃窝，也没人知道我现在人还在杜鹃窝。现在的我和其他病人一样，被脑袋里的山雀折磨着，根本没办法做本来想做的事，也没办法做别人期待我做的事。

住进来这么久，我还是没感觉到我有任何好转。多亏了安眠药，我现在可以睡安稳觉了。我早就该吃安眠药的。要是早知道安眠药可以让我睡得安稳，我就不会喝酒喝得醉醺醺的。我之所以喝那么多酒，就是想停止胡思乱想，分散自己的注意力。你现在一定会说，还有其他方法能让我安眠，比如运动。没错，但运动要有很强的自律性才行，而且运动也是件寂寞的事。一个人生活在陌生的大城市很容易感觉内心孤独寂寞，尤其只认识一起工作的同事，而没有什么其他朋友。

我不怎么喜欢看别的导演的作品，我知道，这是妒忌，就像在公园里玩沙时，总想毁掉别人盖好的沙堡。也许人就是喜欢借由批评别人的作品获得更多灵感与精力，好像这样就能突显自己的成就：哼，

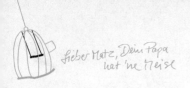

这我老早就会了！这种作品也能得到赞赏？这些话听起来很幼稚，总之，我不想浪费精力，虽然不知道是哪里来的精力。没有精力怎么导演戏剧？如果你没有精力了，一起工作的同事就会反过来想控制你，他们会变得像敌人一样，把一部好好的戏剧毁掉。

还好我的精力够用，还有力气控制一切。只是，我不知道还能坚持多久，我能够完成《狮心兄弟》吗？万一我真的不得已要回绝这个工作，会有什么后果？我想很快一传十，十传百，到时候没有人会找我导演戏剧了，我在这一行肯定混不下去了。

天啊！想想都觉得太恐怖了！

我得去抽几根烟，回头见。

爸爸

第四封信
痛恨假装专家的人

亲爱的马兹：

　　我总是爱跑题，一跑就不知道跑多远。现在的我每天都是这样，我想一件事时，会突然被其他想法打断。接着会有更多别的想法浮现，到后来我完全忘了自己开始想的是些什么。

　　我想告诉你一些其他病友的故事，比如我隔壁房的病友。沃尔夫冈年纪在五十岁到六十岁之间，他脑袋里的山雀简直太不像话了，把他折磨得可厉害了。他每年都来疗养院住上一段时间，因为他觉得这里很安全。从他充满疑惑和怜悯的眼神，我就能看出来他无法理解我在这里的那种被囚禁的感觉。

　　我想你肯定见过这样的眼神，我可以想象得到，如果邻居在楼梯间遇见你，他也会用同样的眼神看你吧。他会说："唉，可怜的马兹！你爸爸进了疯人院了呀。"说穿了，就是这种充满疑惑和怜悯的眼神把我送进杜鹃窝的。虽然我知道这些人关心我，但是这

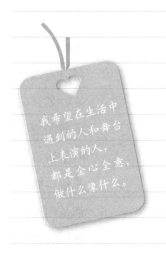

我希望在生活中遇到的人和舞台上表演的人，都是全心全意，做什么像什么。

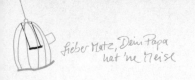

让我感到心痛，我真的再也无法忍受这种眼神了。狮子的本性就是猎杀动物，就算你用怜悯的眼神看着它，它也不会变成小兔子。

换个角度想：我的本性是什么呢？我到底是狮子还是兔子？我是什么？我脑袋里的山雀又是怎么回事？我正在寻找答案。我想告诉那些人少管闲事，要改善世界不如从自己开始。每个人都有缺点，指出别人的缺点当然容易了，我也不例外。

沃尔夫冈看起来至少很能理解我的这种心理，毕竟他也认识不少像我这样脑袋里住了山雀的人。是的，他什么都明白。

这几个星期有个想法在我脑袋里盘旋不去，我觉得这想法非常有智慧，简直是哲学家的绝妙思想。哲学家是研究学者，他们总在寻找生命中最重要问题的答案。我们从哪里来？要往何处去？我们有灵魂吗？神真的存在吗？生命的意义是什么？在寻找答案的过程中，他们锲而不舍地追问，就连我们通常不会去伤脑筋想的事和大家理所当然接受的事，他们都要想破脑袋。讲到这里，我忽然无法确定自己是否真的是个伟大的哲学家。

我自以为很伟大的那个想法是：世界是由专家和门外汉这两种人组成。我从来没有怀疑过这个想法。其实这个想法在我脑中根深蒂固，所以应该称不上是哲学灵感吧。算了，无所谓。我觉得专家和门外汉这种划分法非常棒。专家依靠他的技能赚钱，因为他们做得很好，如足球明星，他们就能赚很多很多的钱。虽然门外汉也会做跟专家一样的事情，但是因为技艺不够精湛，他们做同样的事情就只能赚一点钱或根本赚不到钱。世上有门外汉并不是什么惨事，因为每个人一开始都是门外汉。只是如果门外汉自以为是，假装自己是专家，那才是最糟糕的事。我觉得这种行为既愚蠢又可笑，简直是无可救药。

戏剧界也有这种佯装自己很棒的人，很多演员都有这种佯装的本领。你可能会说，这不就是他们的工作吗？是啊，不过前提是不被人看穿。我希望在生活中遇到的人和舞台上表演的人，都是全心全意，做什么像什么，我的演员也应该这样，如果他们不得不装，至少要装得不被我看出来。我只要一想到这些，好心情就没了。要做就要做到最好，不然就不做，敷衍了事只会让我抓狂。

在柏林的那些日子，感觉特别糟糕。我发病的那个夏天，所有的专家都去度假了，门外汉接管了他们的工作。只要想到在柏林的那几个星期，我就气愤得开始颤抖。我最好到公园跑几圈，而且要戴上太阳眼镜跑，因为有些人只是跑步时假装，而有些人一辈子都在假装。

跑完步后我应该能感觉好一点儿。

我们会再见的。

我爱你！

假装的。

我和你开开玩笑啦。

爸爸

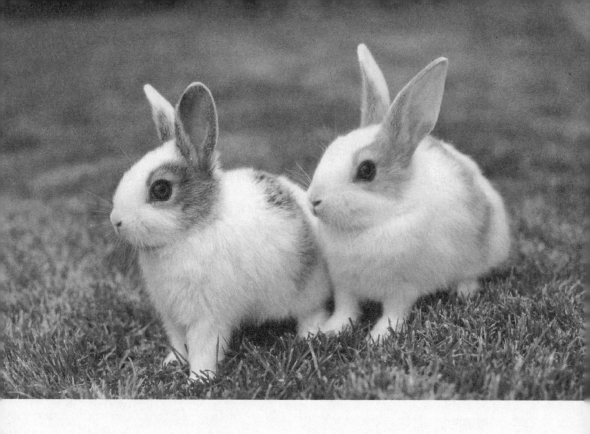

我的本性是什么呢?
我到底是狮子还是兔子?
我脑袋里的山雀又是怎么回事?
我正在寻找答案。

第五封信
你也怕我吗？有可能喔

亲爱的马兹：

　　跑步一点儿效果都没有。我在公园里狂奔了一个小时，回到病房时，护士告诉我时间太晚了不能再洗澡了。天啊！我当时想，这下我真的要疯了！浴室门明明很厚，而且所有病人不是被安眠药治得乖乖的，就是吃了镇静剂安静得很，根本不会有人听到我洗澡的声音，也不会有人被打扰。我不能洗澡的唯一原因就是违反了病房规定。

　　"如果不能洗澡，那我希望马上找个医生谈谈。"我简直暴跳如雷。

　　"你真要为这芝麻大点的事特意找医生吗？"

　　这个女人居然这么回应我，她到底在想什么？她应该去监狱当看守员，她脑袋里想的不是严加看管就是严厉处罚。最终，她心不甘情不愿地让步了，然后一溜烟跑进护理站，走的时候还拉了一下护士服。多么不安的动作……

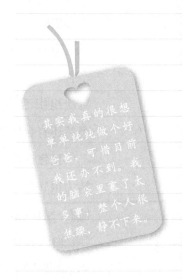

其实我真的很想单单纯纯做个好爸爸，可惜目前我还办不到。我的脑袋里塞了太多事，整个人很焦躁，静不下来。

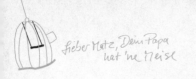

我赢了。她居然那样看着我！只要一想到她看我的眼神，我就想抓狂。后来，吃药时间再遇见她时，她连看都不看我一眼。真是太可笑了，这简直像幼儿园小朋友。可能因为病人很幼稚，所以看护和护士不知不觉也跟着幼稚起来。病人影响医护人员，也算是一种"交互作用"吧。说实在的，我并不觉得我们很幼稚。在这里，他们不准我们玩孩子的游戏，又不准我们练习当大人的技巧。我指的是假装大人、假装正常不过的正常人，但什么叫做"正常"呢？这里的人都不是太清楚正常的意义，尤其是来这儿工作的人，他们却把自己当正常人。

其实去跑步是个不错的选择。我去跑步的时候，有一堆人在玩纸牌游戏。一堆人玩纸牌游戏耶！简直像每周影片欣赏时间，真是棒极了！可爱极了！他们围坐一圈，玩一个叫做"天啊，别生气嘛！"的棋盘游戏。这不是很奇怪吗？一群伤心的人坐在一起玩"天啊，别生气嘛！"，简直让人哭笑不得，不知道该高兴还是该伤心。每次看到这个场景，我都感到悲伤。如果我的人生只剩下这些，还不如让我去死。不行，我不要这种生活。但是，我也不知道自己要什么，我只知道我不想要的。

想要活得与众不同是件很累的事，想过和别人不一样的生活也很辛苦，毕竟有决定权的是那些大多数人。这里很重视团体行为，所以每次组织活动都是分小组进行——运动小组、兴趣小组、创意小组，当然还有会谈小组。

我想这对其他人是很有帮助的，因为他们没办法独处，但是我的精力很旺盛，简直没地方发泄。这样的我怎么可能安静地坐在那里跟他们一起玩游戏呢？这对我来说，简直就没办法做到。

白天我试着舒缓自己的情绪，听音乐挺有用的。我的 iPod 不管到哪里都陪着我，要是没有它，我早就"越狱"了。有时候，这些旋律就像是在给精神病院上演的故事配乐一样。周围的一切都让我觉得我好像在看一部荒唐的片子，太像一部荒诞的电视剧了，就只差没有遥控器。

总之，只要那些可怜虫在我附近，我就无法冷静下来。里面这些行动迟缓的人和外面那些装模作样的人，全都让我不由得烦躁起来。

我得想尽办法避开他们，否则一定会起冲突。可惜其他人完全不放过我，他们才是大多数人，可是他们总是求我做这个做那个。一会儿是驾照，一会儿是证书、证词、意见、解释、道歉、感觉、承诺、约会、合约，有时还有人问我对他们乏味、一成不变的生活作何感想，真是太让人受不了了。接着，这些人像吸血鬼一样，吸走我所有正面、有趣、优秀的创意，让我也变得和他们一样，成了无力又懦弱的行尸走肉。对这些人来说，别人比自己好、比自己快、比自己轻松风趣，甚至比自己成功，他们都无法忍受。因此，他们整天弄出些新规则来，想整垮我们，这些规则只有他们那种斤斤计较的小人物才懂。

生活中门外汉越少越好。这个目标不容易，我还在摸索如何达到这个目标。

刚住进来的时候，有个实习护士问我下周要做什么。

"要做什么？"

"喔，是这样的。星期一晚上有游戏小组，星期二下午有创意小组……"

"创意小组都做什么呢？"

"嗯，不一定，有时捏陶，有时作丝绢画……"

你还是打住吧！

我二十八岁了耶！从前在复健医院做义工的时候，医院就帮可怜的老人们安排了这种活动。要多悲惨就有多悲惨。二十几个弯腰的躯体挂在那儿，用粉色颜料为陶坯上色。这种活动对老人来说都很让他们泄气了，更何况是我？简直无法想象自己在那里捏陶是什么样子。

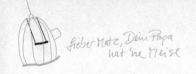

还有，谁要围那些吓死人的丝巾？完全没有人想到这点，医院的病人大多没什么家属，丝巾不知道要送谁，最后只好自己围了。丝巾和他们的浴袍还有运动服倒是挺搭的，好看得不得了呢。

我知道，丝巾有没有人可以送无关紧要，重要的是自己动手做了。尽管如此，我还是觉得围了那些丝巾的人反而更像疯子……真是太糟糕太可怕了，而且这些是业余作品，能好到哪里去呢？真惨。就像东街的艺术品店，每个橱窗都展示着门外汉的作品。每回出门买东西都要被那些不怎么样的艺术幻想吓得半死，这简直就是人身伤害。

还有，我完全不适合做手工。对这些小玩意儿我一点耐心也没有。

"不然，建议你去运动小组？"

拜托！真是越说越糟糕。说不定要在身上绑浮条做水中有氧运动呢，每个人的耐性都有限度，这实在超过我的极限了。我还没放弃自己，还懂得羞耻……还是我又重新找回羞耻心了？我之前不是已经失去羞耻心了？

这些活动真的让人觉得不好意思，和演艺学校的课程很像，简直没有尊严可言。每周三早上九点，我们十个人一组坐在一个小房间。房间里面很闷热，加上每个人都打着赤脚，所以整个房间只闻得到别人的臭脚味。然后我们还得做深呼吸放松。"现在深呼吸，把气吸进腹部，感觉肚子隆起，现在慢慢呼气。"十个年轻人和发福的老师在那里比赛叹气呢。

后来的即兴表演课竟然要我们演"茶壶"和"搅拌器"，我差点因为这个再也不想演戏了。老师让我们演搅拌器应该是希望我们克服羞耻感吧，可是那真的很没有尊严。

这些人做什么都是一副门外汉的样子，陶艺、手工，连演戏都那么业余。

我明白自己会什么、不会什么。

把自己弄得很可笑，并不代表有勇气。难不成脱掉泳裤、跳着鸭子舞走过游泳池之后，你就以为自己有勇气从三米高台跳水了？那种行为不一定要勇敢的人才办得到，只要脸皮厚、没有尊严就行了。人万万不能没有尊严，就算是在台上演个没有尊严的人，也不能失去自己的尊严。

是的，我不能失去尊严。没有演好一个角色已经够惨了，不过也算很平常的事，但我也用不着演一个搅拌器，把自己弄得可笑至极。同样的道理，我也没必要把颜料涂在方丝巾上。我宁愿一个人带着画纸到公园去练习素描写生。我不擅长画画，也算是个门外汉，所以成为专家前，我不会拿我的画去烦人。如果大家可以把他们那一招半式的技能收好、不炫耀那些雕虫小技，我会感激不尽。克劳斯·哈姆斯（Klaus Harms）有句诗是这样写的："半招无用处，无能览无遗。"这诗句让我深有同感。

我知道他们是好意，但是这些日子，我无法承受外人给的过多的好意，况且，没有人真的知道我到底是怎么了。

这就是我给你写信的原因。也许信中的这些内容对你来说太多，让你难以消受，但我希望有一天你可以理解。我不期望你现在就读这些信，以后读也没关系。我希望你亲自从我这里得知所有发生的一切。要是听信其他人的二手消息，最后的结果可能像传话游戏一样，以讹传讹，成了一场闹剧。

老实说，别人的好意和忧虑令我非常心痛，因为我不知道该如何回应他们。被另眼相看，让我很难过，大家都忧虑地注视着我："他的脑袋里住了只山雀，他病了。"

我感到很害怕，但事实上显然是别人怕我，对吗？你怕我吗？有可能喔。让我最爱的人怕我，绝非我所愿。我多么希望现在就可以当面问问你，恐怕你不知道该如何回答我，也不会知道为什么我会遭受

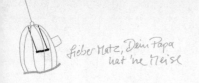

如此折磨。况且你人也不在这里，所有的一切只是个假设而已。

妈妈把你送到外婆家，这样很好，因为我没办法照顾你，她也要工作。妈妈正在忙一部片子，片中有两个大人扮演侏儒，真是个疯狂的主意。

算了，我现在最重要的工作就是管好自己、照顾好自己。我现在不是大人，而是一个自顾不暇的孩子，像个多动症的小孩，稍微活泼点的孩子，不都会被大人叫"多动症"吗？你应该已经听过这个名称。其实你也可以说我是超级多动，而且做事没有尺度和责任感。虽然现在的我可以当你的超级玩伴，可以陪你胡闹嬉戏，但是这样的我如何照顾你？

我仍然没有办法照顾自己。我不只没尽到照顾你的责任，还多少把照顾自己的责任也交了出去。其实我真的很想单单纯纯做个好爸爸，可惜目前我还办不到。我的脑袋里塞了太多事，整个人很焦躁，静不下来。我的体内有个东西正在振荡、燃烧、刺激着我，让我无时无刻都像逃命般不停地动来动去。但是，我在逃避什么呢？我在躲谁？难道躲门外汉吗？

这不合理。"合理"是我过去这几个星期最喜欢用的词。我不只把世界分成专家和门外汉，也用合理和不合理来区分这个世界。因为我是专家，所以当然一切都要合理。仔细想想，我现在还是很坚持这个想法。

我想得头都大了好几圈。

我累坏了。

以后再谈。

爸爸

第六封信
抑郁山雀的狂野之举

亲爱的马兹：

    我刚去了公园，回来后原本想躺下休息，可惜同寝室的沃尔夫冈已经开始午睡。虽然他的鼾声很小，可是爸爸我太敏感了，还是难以忍受。晚上我尽量在他睡着之前先入睡，目前为止倒也相安无事，这都要感谢安眠药。这么说好像是在赞美安眠药的神效。其实长期服用安眠药是很危险的事，但是现在我要是不吃安眠药可能会疯掉，一刻都不得安宁。

    来杜鹃窝之前，我曾经去过一家坐落在湖边的康复院，外婆家就在康复院的附近，所以我有机会去探望你们。之后我开着装满行李的老式红色奔驰，满眼热泪地离开了。当时你只顾着玩，根本没有跟我挥手道别。

    我带了够好几个礼拜用的东西——全新的网球装备、红色的行李箱、一大袋柏林卡德威（KaDeWe）百货公司买来的衣服，还有我的亚曼尼西装。此外，

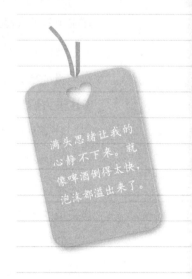

满头思绪让我的心静不下来。就像啤酒倒得太快，泡沫都溢出来了。

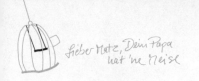

我还带了一把西部吉他，连吉他盒也一起带了。那把吉他是你妈妈一个礼拜前送我的生日礼物。当然，我还带了数也数不清的书和网上买的 DVD。所有的东西把后备厢塞得满满的。

这辆车是你的班哈德乒乓爷爷（你都是这么称呼他的）留给我的。班哈德是我的继父。我不喜欢"继父"这个词，因为一般人听到继父或继母总有不好的联想，认为他们就和童话故事里的继父和继母一样。其实班哈德顶多是肚子饿时凶一点。我非常理解他饿肚子的反应，因为我也这样。班哈德对车很了解。这辆奔驰是他从滨尼贝格买来的。我一看到这辆车就被它迷得神魂颠倒。它是 1974 年出厂的，只比我大三岁。2.3 升、自动挡、有天窗和超大的方向盘。这辆车很重，像大船般在街上滑行。

车身简直是为我这个许洛瑟先生量身定做的。它的外表与我如此般配：胡子刮得干干净净、光鲜的衬衫、锃亮的皮鞋，这完全出自班哈德的典范，是他教会我如何装扮得绅士得体。班哈德根本无法想象我那么久没有车，所以他干脆把他的爱车给了我。从那之后，这辆车就成了我的骄傲。

过去几年的剧场工作确实很费心，我的确心力交瘁。科学家也认为周遭环境、压力、不健康的生活、睡眠不足、酗酒和其他药物是山雀住进人脑袋里的主要原因。

上面说的这些原因在我身上都存在。现在我卸掉了上面所有威胁健康的因素，却仍然找不到停下来的开关。我像陀螺一样绕着自己不停地转。现在的我烦躁不安、易怒、冲动、失眠又爱钻牛角尖，这是脑袋里的山雀狂野的一面。

抑郁期时，我会非常平静、无精打采、呆如木鸡；处于狂躁期时，这只山雀会像发了疯一样，到处乱飞乱撞。医生突然跟你解释你的某个行为是因为脑子里的某种分子失调造成的，这听起来实在怪得很。

难道不是我自己决定该做什么吗？我的行为被脑子里的分子操控？真令人难以想象。那我不就成了一个木偶？操纵木偶的人拉着线，我才能动动手、动动脚。如果我是木偶，我想拉线的就是那只山雀。

我很幸运，因为康复院有一个很好的山雀医生，她的名字叫做伊莲娜·冯·怀特。我一五一十地告诉她这段时间发生的所有事情，她建议我到现在的医院待上一阵。虽然那只山雀经常拉着我跑偏方向，但是我已经踏上了康复的征程。

有时，我会突然想起过去的一个人或一件事，有股冲动要做些好事来弥补错误、修正过失，而且非得马上去做不可。这种感觉一涌上来，我就特别希望可以回到过去。我以前从未有过这种感觉，因为我一直希望人生无悔。是的，在这之前，我从没有为自己做过的任何事情悔恨过。

当然，只要细细品味和审视过去的一切，就能找出一堆的不完美，有的是大事，有的是小事。有时是行为愚蠢，有时是伤害了别人，有时又不告而别地消失在某个深爱的人的生命里。就像我对苏菲一样，我是从她身边悄悄逃走的。很久以前你在公园游乐场见过她一次。还记得那时我们一起玩弹珠吗？在我遇见你妈妈之前，我非常爱这个女人，可是后来我们争吵不休，忘了我们其实彼此相爱，闹得两人都不快乐。当时，我刚开始到剧场工作，认识了很多人，尤其是女人。我觉得一切都新鲜刺激、有趣又自由，这里的生活完全不同于我习惯压抑欢乐的成长过程。

我曾经告诉过你有关宁恩多夫这个小村镇的事吗？你去过那里一次的。宁恩多夫就像个牢笼。这种郊区小镇弥漫着典型的万事太平的氛围。这种氛围正是这里的居民千辛万苦寻觅来的。这里的人行道，草被除得干干净净、草坪被修剪得完美无瑕，房子的厨房窗户还配合季节装饰。

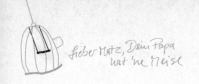

其实这里的居民心里清楚得很，外面的世界并非想象中那么太平，所以他们很害怕。害怕被踢出这个天堂，害怕被当成异类。那些假惺惺装友善、有教养的人也因为出于害怕，反对所有他们无法理解、觉得陌生的事物。

生活中有太多陌生的、无法理解的事物，我从前对这种恐惧非常敏感，因为我和其他人不一样，我渴望改变，我喜欢新奇的事物，苏菲和我一样。她住的地方离我生长的地方仅隔几条街而已，我们两人都不喜欢这假惺惺的世界，可能因为这样，我们一开始非常要好，要好的程度是人生罕见的。

但是，你的妈妈忽然出现了，我们第一次见面是在戏剧彩排时。当时我是导演助理，你妈妈是造型师。那时我们一行人正在毕尔史地特老旧的汽车电影院拍微电影，这部微电影被当作亚瑟·施尼茨勒（Arthur Schnitzler）的舞台剧《轮舞》（*Der Reigen*）的暖身片。那出舞台剧的主角恰好就是不停更换伴侣的情侣。

我第一眼看到你妈妈埃达时，就爱上了她。这一点都不令人意外，因为我很快发现她工作时是个十足的专家。不只这样，她还美得惊人。遗憾的是，我们认识的第一天，就是她在现场工作的最后一天，也许应该说是最后一夜，因为之后她就要转换跑道到电影界发展。我当时心想，天啊，千万别这样啊，我们才刚认识。我也对她说了一模一样的话。我们吃饭、抽烟，整晚在一起。因为埃达也想继续见我，所以从那时起，我们就经常碰面。

我该如何对苏菲解释呢？说我爱上了你妈妈，但心里仍舍不下对她的情感？这真是难上加难。我害怕跟苏菲谈到有关埃达的事，因为我知道她会为此心痛。这绝非我所愿，但不可避免。我最终还是没有勇气说出事实的真相，我只告诉苏菲我不爱她了，我想独处一阵子，给自己一点时间。这当然不是真的。事实是，我想与埃达在一起。我说我不爱苏菲也是骗人的，因为爱上另一个人的同时，不代表对原来那个人就完全没感觉了，这是不可能的。

人们听到这话可能会悲伤或愤怒，但是原来那个人已经占领了心里的某个位置，这点是不会改变的，如果突然就不爱了，这才是奇怪的事。

我当时应该诚实地面对一切。我对不起苏菲，所以一直对她心怀愧疚。那份愧疚感在我内心深处，像挥不去的枷锁。我知道自己终究要向她祈求原谅，否则我会永远无法摆脱内心的枷锁。来这里住院前，我真的这么做了。有一天我冒着雨沿着阿斯特湖跑，耳边响着马克斯·黑尔（Max Herre）的歌："你回来了，真好！我们好久没有见面，我知道终有一天你会出现在我的门前。"这首歌是那个歌手和他的女友一起合唱的。她的声音跟苏菲一样，沙哑而富有磁性。

那天洗完澡，我开车去找她。当时，妈妈已经准备就寝了，她问我去哪里。我对她说苏菲向我借了一本很重要的书，我得马上去拿回来。这也没有错，她的确跟我借了托马斯·曼的《布登勃洛克家族》，那是初版书，是米玛外婆送的。米玛外婆有一个阿姨，和托马斯·曼是同时期的人，也住在吕别克，那个阿姨在书里写了许多人物的原型。埃达既疲倦又郁闷地注视着我，但我就像被遥控了一般，魂都不在了。我当时既不觉得羞愧，也不想同情你妈妈。我竟然笨到没有察觉这么做伤了她的心。

说起那件事，我就突然想到你。我常常看见你和朋友争吵，每回只要有人哭了，我们就要你向他道歉。谁都看得出来，你虽然照做了，心里却很不情愿。你是为了我们才道歉的，看得出来你觉得自己并没有错。如果世界上真有所谓的对错，我应该是站得住脚的那个人，我没有错。

与苏菲再次相逢既美好又奇妙，既心痛又陌生。我们立刻在对方

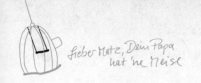

的眼里看到了曾经的自己，我们相知相惜，心心相印，我们是一体的。我们开着奔驰，行驶在无尽的月圆之夜。

其实我应该趁那次会面重新整理我们的关系，可是我竟任它变得更复杂。满头思绪让我的心静不下来。就像啤酒倒得太快，泡沫都溢出来了。

原谅我。

爱你。

爸爸

那些美妙的感觉，让人上瘾

哈啰，马兹：

今天我很害怕，而且一醒来就开始害怕。如果剧场的人知道我住在杜鹃窝怎么办？两个星期后，我得前往埃森担任驻团导演的工作。团里的人一定知道了柏林发生的事。我还没跟你说在那里发生了什么事，因为最近得跟这么多人谈同一件事——汉堡的神经科医生、凡斯多夫的疯女人，以及这个杜鹃窝的三四个医生和很多认识的、不认识的朋友。我自己已经不想说了，但我还是会努力再说一遍给你听。

从哪里开始说起呢？最好从剧院的导演工作开始说起吧。其实我自己也没想到会去当导演，这完全出乎我的意料，我本来想当演员。我曾经跟你提过，演艺学校完全不适合我。幸运的是，当时我已经在汉堡的阿尔同那剧院实习过，也因此认识了罗蓝特，他那时候是导演助理。我们非常合得来，实习完后我们仍然保持着联系。后来我参加选拔考试，结果没能如愿

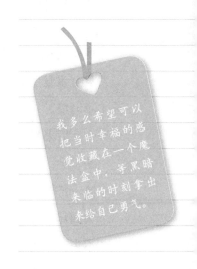

我多么希望可以把当时幸福的感觉收藏在一个魔法盒中，等黑暗来临的时刻拿出来给自己勇气。

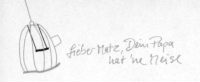

上公立学校，就转到了私立学院。那时罗蓝特已经是汉堡德国剧院的剧场助理，他建议我去剧院实习，这一切发生得非常快。

刚去的时候，我只是个穿运动外套、负责煮咖啡、害羞内向的瘦皮猴。但是几个星期后，我就可以和新剧团同台演出了。这是新辟的公演时段的第一场演出，我就好比十七八岁初来乍到的足球小子，和专业足球队员一起踢足球，听起来好像很了不起，实际上只是在观众面前初试牛刀而已。

到现在我还记得，那出戏叫做《表演必须继续》(*The Show Must Go On*)。舞台前的乐团席上，有个 DJ 负责播放十九首著名流行乐曲 CD，舞台上的人完全遵照歌词指示做动作。歌词唱"聚在一起"时，他们就聚成一团。歌词唱"让我们共舞"时，他们就一起跳舞，其他歌词部分也同样。虽然每个人都遵循同一指示，但表演时大家却形态各异，这部戏剧非常有意思。虽然演员自由发挥的空间不多，但所有的动作却都不是预先排演好的。观众们不是很习惯这样的即兴表演，埃达也觉得这个点子很疯狂。我们的首演就引发了大家的纷纷议论。

这是法国的一个编舞想出来的。与其说他是舞蹈编排家，不如说他是喜剧演员来得贴切。演出结束的时候，他不给演员们任何评价，只是重复所有演员的动作。这种被赤裸裸地分析的感觉让一些同事很不习惯。

后来我当了不同导演的助理，也算给自己一个从观众的角度学习的机会。一年后我就可以自己编导并把作品呈献给观众欣赏了。我的第一部戏剧叫做《别说没有》(*Nicht Nichts*)，这可是我第一次可以从头到尾自己作决定。这个故事讲的是两个绝望的年轻人自己跟自己过不去，最终迷失了自己，也找不到彼此。这就像我现在的状况，我跟自己过不去，也关闭了和你们之间的沟通之门。

那出戏的经费来自青年剧场计划基金，创设这个基金是为了给青年创作者发挥的机会，所以我的压力相对比较小。剧本出自剧院的创作团队。当时团队向大家介绍剧本时，我恰好得到了朗读它的机会，后来，教戏剧的老师问我愿不愿意接下编导的工作，我当然愿意了。剧院经理同意后，我终于有了自己的第一部作品。我的工作团队无懈可击，我的身后还有两个完美的女人支持我：一个是负责道具及布景的丽可，另一个是我的助理爱获。

排演时间表上第一次可以看见我的名字：

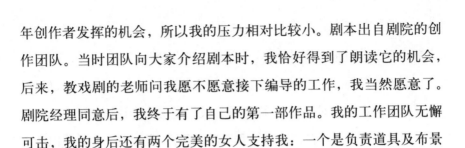

《别说没有》	10：00 ～ 15：00
小舞台	分幕排演
许洛瑟	巴特史耐德／汉宁
麦尔	

真是妙不可言！

在这出戏里，电话亭是一个重要的道具。因为我们不想在舞台上摆个真正的电话亭，所以我们特意去拍了一个。那可不是随便找的，而是千挑万选了一个立在汉堡威德区的荒凉的电话亭，电话亭的背景还可以看到工业区冒烟的烟囱。

我永远也忘不了首演那晚。我整个人异常兴奋紧张，那种感觉前所未有，强烈到无法自已。所有的人都来了，我的家人、朋友、剧院里喜欢我的人。那种情形就好像生日、圣诞节和除夕宴会这所有喜庆的节日都发生在同一天，不，确切地说，应该说同一个晚上。《别说没有》让我第一次尝到了成功的甜头，我迫不及待想导演下一部戏剧。不过，当助理的日子也很有趣，尤其是当佛立胥的助理。

佛立胥是戏剧界的传奇，我还在当演员时，他就来到了汉堡的德国剧院。我有幸可以协助他创作四部作品，这四部中的每一部可都是

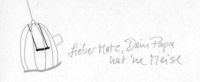

绝佳之作，但是换成自己做毕竟感觉还是有所不同。我还记得，你连话都还不太会说时，就对我说："爸爸，我自己做！"

身为年轻的导演，每个机会都得努力争取。没有人会停下来等你，也没有人会走过来对你说："许洛瑟，我们觉得你应该接这部作品，你可以用这些演员，下部戏你应该和某某合作。"虽然我一开始也以为会有人告诉我应该这样或那样做，但是事实完全是另一个样子。而且，当时我已经很接近目标了，我甚至以为自己已经成功进入导演圈了，但是不然。

剧院每周开一次会，讨论接下来几天或几周的节目。从舞台、配乐、灯光，到道具和造型，每个部门的主任都会参加这个会议。此外，戏剧家也会来，他们负责考虑要演哪出戏。最后当然还有导演助理和负责编导的小组成员。在会上会确定戏剧的工作分配，也会顺便分配排练场地。因为时时都有剧组排练，所以这项工作非常重要。一个剧组在最后排练时，另一个剧组可能已经首演了，所以一不小心就会混淆。除了排演时间外，一出戏要协调的还有演员和导演。如果剧院本身的工作人员不够，还得付钱外聘工作人员。节目单要有人写，海报要有人设计，舞台布景也得完成，剧院里到处都是一片繁忙景象。

整个剧院就像一部大机器，没有停下来的时刻，一进剧院就感觉得到这种忙碌的气氛。我身处这样的环境中，除了忙碌还是忙碌，连坐在餐厅吃午饭时都觉得自己好忙。餐厅里有一架电视机，在播放舞台现场录像，你可以看到要么有人在排练，要么有人在布置或拆除场地布景。只要有心观察，你可以知道所有的事。我就是这样，想知道所有的事。我像一块海绵，一刻不停地在吸收一切，不管是剧院的忙碌气氛，还是一幕幕戏剧，甚至连观众的反应都不放过。

我应该可以继续创作自己的下一部作品。第一部作品足以证明我有继续编导的能力和价值，我甚至有足够资格被邀请参加哈勒（Halle）

的青年戏剧会议。可惜没人听见我内心的渴望，我非常希望自己能在这个受保护的环境下累积当导演的经验，但我找不到出路，最后我只好写了辞呈。我的辞呈写得很随性，把辞呈递给总监秘书才十分钟，总监就召唤我过去，他对着我破口大骂，说我怎么会想到这招！接着，他把辞呈撕掉，叫我放轻松，说他会想办法。

我既欣慰又气愤。为什么非得等到我交上辞呈，才能得到应有的认可呢？我当然有能力导演好一部作品，这是毋庸置疑的。我也只是想想而已，万一他真的接受了我的辞呈怎么办呢？万一真的辞职了，我根本不知道下一步怎么走。还好，十分钟后，我的桌上就摆着我十分钟爱的剧目：彦斯·罗瑟特（Jens Roselt）的《三人行》（Dreier）。这正是我期待已久的剧目！隔天就确定了工作小组及演员阵容。更不可思议的是，我最喜欢的三个演员恰好有空档。他们通常半年前就被约满了，情形有点类似卢卡斯，他也总是把日程安排得满满当当，不管什么时候问他有没有时间，他总是回答没有时间。这次的首演日期确定在 2003 年 1 月 23 日！日期里"2"和"3"出现两次耶！我的幸运数字！这样一来万事俱全，任何事情一定都很圆满了。

那次首演，我和你妈妈第一次在公开场合亲吻对方。那真是个幸运的日子！要知道在那之前，我们俩好几个月没什么进展，根本就见不到对方人影。那段时间真是令人兴奋不已，不光因为妈妈埃达，还有那出戏的缘故，排练的过程简直棒极了。我要把一半的功劳记在库罗许叔叔身上，他简直就是世上最棒的助手。除此之外，小组里的实习生小安娜也很棒。

排戏时，在演员姿势、表情和舞台形式上，我们做了很多不同的尝试。因为我们彼此信任，所以一起工作时非常愉快。也因为我们之间如此信任，尽管首演前还需要换舞台布景，负责舞台的另一个安娜也没生我们的气。公演前临时舍弃布景里的一部分，渐渐成了我的工

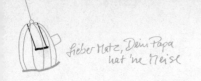

作习惯，也许把它说成是一种强迫行为更贴切。因为之前《别说没有》首演的前一刻，我也丢弃了原来认为举足轻重的布景。我们几个人成了团结的联盟，这种关系有点像你读幼儿园时与布诺和欧图之间的友谊，你们是坚不可摧的三结义好兄弟，没有人可以拆散得了你们。我们也是这样，在剧院里经常出现这种情形，因为只有在完全信任的状况下，才能完全敞开自己。佛立胥常说剧院的工作就像考古，不过我们并不是寻找人类史的遗迹，而是穿梭于文字篇章之间，然后把自己埋进去。有时候我们会找到某些东西，有时候会找到很多宝物，有时候却什么也找不着。寻找的过程中我们会遇到许多难题，有些难题超越了个人的极限。正是因为这样，一起寻宝的人才会在最短的时间内迅速团结起来，感情亲密得像一家人或死党同盟一样。

那一晚的演出非常成功，观众的掌声不断。我们在后台筋疲力尽、喜极而泣，我几乎高兴得要飞上天了。我多么希望可以把当时的感觉收藏在一个魔法盒中，等黑暗来临的时刻拿出来给自己勇气。可惜我不知道该如何保存这份喜悦的感觉，当时简直不敢相信自己也会有这么一天。

这种感觉会让人上瘾，我真想永远拥有那些美妙的感觉，排练时的精彩、同事间的情谊、与剧本合二为一、观众的欢呼与赞扬，还有永不停息的掌声、轻飘飘的心情和自我肯定。

可惜，这种感觉抓不牢，也无法重现。为了重温这种感觉，我只能一次又一次，努力朝这个方向走。当时我很肯定，我可以一直做到。然而我高估自己了，现在才明白这点。

认清这个事实后该怎么做呢？我还没有答案。

爸爸

第八封信

终于等来你的第一声啼哭

我亲爱的马兹：

　　给你写信让我回想起从前的点滴，回忆会让某些感觉重现。虽然这种感觉不一定让我很舒服，但是可以从中找到我住进杜鹃窝的原因。

　　《三人行》的成功让我终于可以在大舞台一展风采。这真是破天荒头一遭，因为许多比我更优秀、更资深的助理和同事连上小舞台的机会都没有，我却可以从小小的工作坊直接跃上大舞台，看来剧院总监真的很信任我。这次我得把埃里希·凯斯特纳（Eirch Kästner）的作品《两个小洛特》（*Das doppelte Lottchen*）搬上舞台。

　　这本书我们一起看过，你记得吗？这个故事讲的是两个在夏令营相遇的小女孩，意外发现她们俩是双胞胎，因为父母离异才失散了。夏令营结束的时候，她们决定互换身份，回到离异的父母身边。由此产生了一连串奇特有趣的故事，经过种种曲折和磨难，她

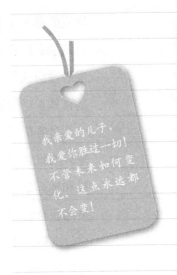

我亲爱的儿子，我爱你胜过一切！不管未来如何变化，这点永远都不会变！

们的父母终于破镜重圆，一家人又幸福地生活在一起。

排演这部作品时我也非常幸运，工作小组的成员都很优秀，这部戏剧的故事情节又清晰明了。设计舞台布景的同事也与我配合得天衣无缝，她设计的舞台布景清新脱俗，有如神来之笔。《两个小洛特》的演出相当成功。我成了世界上最快乐的人。

之后渐渐有其他剧院关注我，我也开始到汉堡以外的城市工作。海德堡是我工作的第一站。那里会举办一年一次的戏剧节，我们的《三人行》也受邀前往演出。公演那天晚上，剧院总监还邀请我导一部自己的作品。因为我一直想当导演，这个机会让我有一种受宠若惊的感觉。更重要的是，我要养家糊口。你妈妈当时怀孕七个月了，我们又搬到离剧院不远的大公寓里住。我必须赚钱，赚更多的钱。

那出戏剧叫做《迟来的愤怒》(*Späte Wut*)。写这部戏的人，当时身兼数职，他既是演员又是导演、既是艺术总监又是作家：一个不折不扣的"鬼才"。奥地利人把这种多才多艺的人叫做"奇迹超人"，我觉得这个名称棒极了。导演这部戏可把我累坏了。这部不可思议的戏剧说的是一个老女人和一个年轻男子在墓园相遇的故事。我实在不知道该怎么跟你说这两个主角是如何交谈的，内容更不用说了。我根本没心理会这些，因为你快出生了。我就要当爸爸了，这对我来说，可是真真正正的第一要事。

之前帮《三人行》设计服装道具的安娜，这回也负责《迟来的愤怒》的服装道具工作。她有个一岁半的女儿。你在妈妈肚子里乱踹时，我和她们母女住在同一个公寓。我们生活在一起，就像一家人一样。虽然我自己还没当爸爸，但我感觉自己完全代替了小米娜的爸爸，那个公寓简直成了我的准爸爸训练营，它也增强了我对自己家庭的渴望。我连指导演员对台词时，都不忘等着你、期待着你的出生。

你出生的前一晚，我们第一次在舞台上完整排演整出戏。剧院总监和作者也来了。饰演男主角的年轻男演员念起台词来问题很多，听起来很假、很做作。我根本没办法让他说出半句听起来很自然的台词，所以，最后我请他用家乡方言说台词。当台词特别难时，这招可以让人放松入戏，自然而然地说台词。

正当我觉得那个演员渐入佳境时，坐在最后一排的大老板忽然大叫起来。他扯着嗓门对我吼叫，就像卡通里的红发小精灵普木克一样。没人听得懂他叫了些什么，更何况当时舞台一片漆黑，简直是抓人的大好时机。

那种不尊重人的粗鲁行为深深伤害了我。以前当助理时，我也遇到过这种情形，只不过当时被吼的人不是我。虚心受教这种事情学校也没有教过我呀，更何况我特别受不了别人批评。那种感觉应该跟你因为被冤枉而挨骂一样，我简直都能哭得出来。

然后我深吸一口气，走过去跟老板解释，我跟他说那个新手演员和其他老手比起来问题很多，现在好不容易出现一线曙光。还好作者很认同我们所做的努力，这才得以安抚那个矮个子老板，让他离开。

我和安娜，还有其他年轻演员留下来，请实习生去买了几瓶啤酒和伏特加。最后我们出的绝招是：喝醉念台词。他做得很不错，糟糕的是后来我喝得比其他人还醉。我因为严重受挫，喝醉后把观众席的椅子推得乱七八糟。那些椅子是铁做的，被推倒时的声响吓死人了。而那些演员一方面觉得是因为他们的缘故我才挨骂，一方面也很高兴事情有了转机。我拖着沉重而疲惫的脚步回到住所，衣服都没换就睡了，第二天早上因为吵闹的电话铃声，我才醒来。

是你妈妈埃达打来的。她说："时候到了。"什么？我开始根本没弄懂她说的话是什么意思。她昨天晚上已经去过医院，只是医生叫她先回家。她最好的朋友贝儿在她身边陪着她。

"你人在哪？"

"在床上。等一下我再跟你解释。我现在马上就出发。"

我整个人瞬间清醒，拿了钱包，边匆匆冲出家门，边对着安娜喊埃达要生了。

"祝你们好运！"

"谢啦。"

真是的，出租车怎么还不来？快来啊，对面的医院可是已经开过去了三辆出租车。好不容易车子终于来了，我赶紧上车关门。

"早上好。"

"到火车站。我的孩子快要生了！"

"在哪里？"

"在汉堡。"

"天啊，太棒了，恭喜恭喜。"

"是啊。"

"我尽力开快点送你到火车站。"

"拜托了。"

可惜出租车还是不够快，火车刚刚驶出车站。

"可恶！"

"没关系，我们去下一个火车站曼海姆，火车会在那儿停的。"

司机当下可是全速前进，真幸运，竟然让我们赶上了火车，我急忙冲上去。接着，我还得在火车里忍受五个小时的煎熬，心情紧张得不得了。

那种紧张不亚于首演前的心情，明知什么都不能改变，可我还是紧张得坐立不安。表面上我很开心，心里却是充满了不安与恐惧。我做得到吗？我可以成为一个好爸爸吗？没有父亲当榜样的我，能做好爸爸吗？我并没有指责我父亲的意思，但在我小的时候，你的祖父大部分时间都在法兰克福，根本见不到人。与其说他是我的父亲，倒不如说他是一个父亲辈的朋友。我认识的人里面基本都是像我爸爸那样的人，他们只是些装模作样的爸爸罢了。

对我来说，最亲切的父亲角色应该是克里斯提扬舅舅。他待孩子既严格又有爱心，这才是父亲的样子。我拿他做榜样总该可以吧？

车窗外传来蜡烛的香味，已经到富尔达了，味道应该是来自这个地方的爱卡蜡烛厂。还有三个小时才能到汉堡。埃达发来短信，说她在家，正在泡澡。我紧张得缩成一团，天杀的火车不能开快点吗？拜托拜托！

过了哥廷根，过了汉诺威，终于到汉堡了，已经下午了。埃达在屋子里来回踱步，应该是你在她肚子里遥控吧。她还撑得住，真是勇敢。想到接下来要发生的事，我忽然害怕起来，尤其想到你妈妈接下来要经历的一切，更让我胆寒。

刚到傍晚，我们就一起去了医院。还好医院就在公寓对面。接下来几个小时一晃即逝，我们完全不知道时间怎么过得那么快。那几个小时，我整个人就像被催眠了一样，只专注于一件事，感觉当时整个世界都绕着埃达的肚子转，产房里听见的都是你的心跳声，听起来好像是另外一个世界传来的声音。

外面刮着狂风暴雨，里面不是尖叫声就是哀嚎声。我有点手足无措，但还不至于觉得自己很多余，我尽力做好我的陪伴角色。几点了？负责注射的那个人呢？麻醉师呢？他应该给埃达打麻醉针，没有麻醉怎么生？要是我，早就痛死了。我从来没有听过埃达叫得这么可怕过，那声音把我的心都撕裂了。助产士为我们打气加油，信誓旦旦地说："就快生了，现在使出全身力气，再加把劲儿。"

生了。你出来了！马兹来了！你终于来了！传说中的婴儿的第一声啼哭！接下来一片寂静，医生把脐带剪断。我和助产士第一次帮你洗澡，她帮你裹了一条白色的毛巾后，把你交到我手上。我的视线一

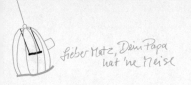

刻也离不开你，我的嘴里不停地念着："这是我儿子。"这时埃达正筋疲力尽地在床上缩成一团。

我把你抱给她看，她累得只能勉强挤出一丝笑容。你在我手臂上好像躺了很久很久，这一瞬间似乎变成了永恒。你就这样张着眼睛、安静地躺在我怀里。我已经无法想象没有你的生活。那真是个永生难忘的夜晚。

我亲爱的儿子，我爱你胜过一切！

不管未来如何变化，这点永远都不会变！

晚安。

爸爸

第九封信
偷时间的灰色男人

亲爱的马兹：

　　回想你出生时的情景，让我重新找到了勇气，我有了奋斗的目标。为了你，也为了我，我要打赢这场仗。我觉得回忆很有作用，有些事情更清晰了，我也更看清楚了自己曾经走过的路。

　　我是该停下来休息一下，和你一起重新审视过去的一切，虽然你没有坐在我身旁，我却一直觉得你在陪着我。这种感觉从你出生时就一直有。

　　当时我还可以多陪你和妈妈两天，之后我就得回海德堡把那场荒诞的闹剧结束掉。用"荒诞"来形容它，是因为自从你出生后，我觉得戏剧再也没那么重要了。离家前我必须克服内心那股巨大的抗拒感，这有点像一只要被陌生人带走的狗，它会死命抵抗，不愿跨出熟悉的家门。首演成绩平平，只能称得上不错，但说不上非常成功。你的出生比首演重要多了。那阵子我除了累还是累，未到午夜，就上床睡觉了。

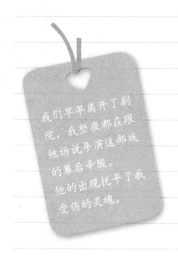

我们早早离开了剧院，我整夜都在跟他诉说导演这部戏的幕后辛酸。他的出现抚平了我受伤的灵魂。

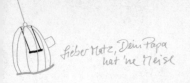

离开海德堡的那一天，安娜还给我看了一件不可思议的东西。本来就一直觉得我们的医生房东总是愁眉不展，她也曾经告诉我们她先生一年前去世了。安娜给我看电冰箱里的麻绳时，我才恍然大悟。

走为上策！我要回到真实的生活里，回到我亲爱的儿子马兹你的身边。

回去和你们共度了两个星期后，我又得出发去下一站法兰克福。当时我应该分分秒秒都留在你身边的。法兰克福是个奇妙的城市，有它的独特之处。你的祖父曾经在法兰克福附近的苏尔茨巴赫住过，他在法兰克福市区工作。

法兰克福是德国和欧洲的金融中心，每家大银行都在这里盖了一栋大楼。理查德祖父在法兰克福的第三高塔西城塔工作，塔前有一座很大的领带雕像，是波普艺术大师克拉斯·欧登伯格（Claes Oldenburg）的作品，名称叫做《倒置的衣领和领带》。

我跟你现在这么大时，第一次去法兰克福找你的祖父，当时觉得这个作品非常好玩。整个城市塞满了穿西装打领带的人，好像《默默》（Momo）一书中那些偷时间的灰色男人，和他唯一的不同就是这里的人都打着彩色领带。每个人的领带花色都不同，有些是圆点状的，有些是条纹的，有些是米老鼠图案的。男人穿的西装一成不变，领带是唯一可以展示独特性的地方。欧登伯格所作的雕像领带是浅灰色条纹状的，它是倒过来的，领带的尾端在空中调皮地飞舞着。

欧登伯格的雕塑作品向来很大众，主题通常是将日常生活用品陈列在公共空间。我当时心想，不知这些银行家和在银行工作的人喜不喜欢这件作品，他们每天进银行前是否有种被拥抱的感觉。我仔细端详了理查德祖父后，下了一个结论：银行工作的人得多培养点幽默感才行。

回到我在法兰克福的戏剧工作。初到那里时，我的心情非常愉悦，和剧院经理的谈话也很愉快。我住在萨克森豪森区的一个可爱的阁楼公寓里，这个公寓就在剧院附近。从前只有穷人才会住这种公寓，现在我简直不知道法兰克福哪儿还有比这里更适合人居住的地方了。我带着汉尼斯一起到那里工作，他不仅在工作上可以扶持我，而且也可以减轻我的思乡之苦。汉尼斯是音乐人，在剧院与我共事，除此之外，他和我一样热爱美食与美酒。我很庆幸，也深信我的好心情很快就会感染到演员。可惜事与愿违，现实完全和我想的不一样。

首先，那批演员刚演完《罗密欧与朱丽叶》，演那部戏的过程中，他们相处就不融洽了。听他们对台词时，我就可以明显感觉到他们关系不和，整个气氛很紧张。更惨的是，当天晚上主角还说他不演了，他说与他共事的那些人太蠢了。他说得没错，这点我后来亲身体会到了，真是很痛苦，而且一天比一天惨。

这部戏剧叫做《大路》（*La Strada*），出自意大利著名的电影导演之手。这部戏说的是江湖术士赞巴诺的故事。他靠表演解开铁链为生，当然，那些铁链都是动了手脚的。和所有耍江湖技艺的人一样，他不会在一个地方停留太久，免得别人发现他的秘密。他驾着一辆有车篷的马车四处流浪，可以说是四海为家。

有一天，他遇到一个名叫杰索米娜的女孩，她的母亲穷到把她卖给了这个艺人。这对杰索米娜来说简直是个噩梦，因为赞巴诺对她非常不好。我找到了一个很好的女演员演杰索米娜这个角色，但是整个剧院找不到人愿意演坏人赞巴诺。后来，我终于找到一个音乐人愿意演这个角色。他看起来一点都不骄傲，大喇叭也吹得非常好。其实戏里演奏乐器的是赞巴诺的对手，也就是走钢索的马托，他演奏的不是大喇叭而是小喇叭，但这些都无关紧要了。

和赞巴诺、杰索米娜一起工作很有意思，但是饰演其他两个角色的同事一开始心里就有疙瘩。他们不了解我，也不想认识我。

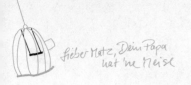

　　这还不算太糟糕，可怕的是他们根本不懂得尊重他人。他们简直是"失败主义者"。失败主义者这个词来自于军事用语，指的是那些刻意在军中散布不安信息的军人，让同侪怀疑自己打胜仗的信心。在军中这种人很可能会被抓去枪毙。

　　我也很想枪毙这两个人，他们一定也很想杀我。我想，我们彼此都不知道对方要什么。套句足球队常用的话就是，教练再好也到不了球员一方。什么叫"到不了"呢？他们两人的面孔阴魂不散地缠着我，他们简直就是冥顽不灵的化身。他们并非做不到我的要求，而是没心思、不愿意服从。总监骂过他们，但是一点用处都没有，反而变得更糟。他们觉得被侮辱了，心中充满了仇恨。

　　我为什么要留下来？因为我不想放弃。我真蠢啊！我应该撂下话，要么他们走，要么我离开。但是总监不想把事情闹大，她希望他们乖乖听话，可是他们并不愿意听话呀。我每晚借酒浇愁，喝的多是葡萄酒。法兰克福的特产是苹果酿的酒，味道还不错，酒精浓度也不高，如果想喝醉可能得灌上好几桶。

　　汉尼斯的酒可是从汉堡带来的，喝他的酒醉得比较快，但只快了那么一点点。我的心情沉到了谷底，事后根本不知道自己到底喝了多少。或许因为喝得太多，心情才会糟透了，我想应该是两者互相影响吧。酗酒让整件事变得更糟糕，更惨的是，预演那天我竟然睡过了头，结果我们只对了台词。

　　预演的前一晚，戏剧家和总监来看彩排。他们觉得排演很糟糕。他们当然没好意思直接这样说，但是我还是可以感觉到自己失宠了。我当时心想，这已经是我搞砸的第二出戏了。

　　中午我和米歇尔碰了面。他那时是编导，一年后，他在埃森接了他的第一个总监的位置，我在汉堡时他就曾问我愿不愿意去他那里工作。他在试着帮助我，但一切都太迟了。我放弃了，他简直不敢相信。

有一回，他来看彩排，而我竟然只是坐着继续喝酒，醉到喝不下半滴酒为止。那时才刚过中午，没有比大白天在路上喝醉酒、连路都走不好更令人难堪的事了。路人用难以置信的眼神瞪着我。回到家后我衣服也没脱就爬上床睡了，倒下马上变得不省人事。直到急促的电话铃声响起，我才醒来。

天啊，多么丢脸！起来后，我马上去我们排练完去的固定餐厅，付清所有人的账单，聊表我的愧疚之心。你知道什么叫做赎罪券吗？很久很久以前，人们可以在教堂通过跟神父买赎罪券请求宽恕。这不是一个弥天大谎吗？花钱就可以帮自己洗脱罪名？这种制度很早以前就无效了，我这么做不但于事无补，而且还愚蠢至极。那两个特别的朋友可是特别幸灾乐祸呢，他们这回可以彻底享受我痛苦的样子了："我们不是早说过了吗？他根本什么都不会。他太高估自己了，一点都不专业！"

渐渐地，连我都相信自己是这样的。

首演简直是场悲剧。观众还算认可，只是专家与艺术界人士非常不满意，例如，我以前剧院的老板乌利的表情就非常严肃。

"怎么一回事啊？"

"回汉堡后跟你说。"

我的父母坐在角落，露出骄傲的表情。他们是专程来看我导演的作品的，我却一点也不高兴。他们对我又笑又抱，我只能喃喃自语。库罗许叔叔也来了，真是上天送给我的最棒的礼物。我们早早离开了剧院，我整夜都在跟他诉说导演这部戏的幕后辛酸，他的出现抚平了我受伤的灵魂。

第二天我只想离开，离开这个恐怖的城市。有一个身材高大的印度人站在家门前，看起来好像是专程等我的。

"我们是瑜伽行者，我们为你祷告。"

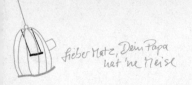

　　我忽然不知所措，像迪斯尼动物版《罗宾汉》（*Robin Hood*）里的约翰王子一样，任凭他摆布。他请我带他去提款机，取一百欧元给他，我也照做。道别前他给了我一块黑色的石头。他叫我把石头放进钱包，并说以后我再也不会缺钱。后来他走了，我像做了一场梦一样。

　　这就是在法兰克福发生的事。

　　刚才沃尔夫冈来问我要不要一起去散步。

　　这正是我现在需要的。

　　回头见。

爸爸

第十封信
生存还是毁灭

亲爱的马兹：

我把信中告诉你的事，告诉了沃尔夫冈。我跟他说，有些事情明朗后，反而令我难以承受，他给了我莫大的鼓励。

我们继续聊。

从法兰克福回家后，我筋疲力尽，只想留在汉堡的剧院好好工作。我受伤很深、失望很大、愤怒也很多。你的眼神是唯一能慰藉我的力量。

虽然如此，我的心情仍然无法平复。你知道"耻辱"是什么意思吗？它是"成功"的反义词，也就是失败、挫折的意思。我得重新站起来。

我不惜代价，只希望再次获得成功。我想要重拾轻飘飘、飞在天上的感觉，但是我开始在水中载浮载沉，像溺水者一样。对我来说，这个人人想邀约的年轻有天赋的新生代导演，成了一个被高估的笨蛋。他只会说大话，没有真材实料。没有人会找我合作了。

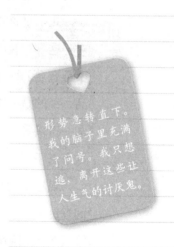

形势急转直下。我的脑子里充满了问号。我只想逃，离开这些让人生气的讨厌鬼。

　　这是多么残忍的一件事。可怕的是，这确实是我自己的错，可当时我却不愿承认，反而开始和剧院同事还有朋友一起饮酒作乐。我们一起咒骂那些门外汉，没什么本事竟然也能成功，真叫人难以忍受。相比之下，我是多么悲惨！这样的生活，我过了一夜又一夜。有时候我们也会一起做梦，梦想一起做哪几部戏，哪几部戏非做不可。后来还因此衍生了一个天大的误会。我们时常闹腾到凌晨两三点，剧院餐厅的服务员早已经趴在吧台上睡着了。

　　《生存还是毁灭》（*Sein oder Nichtsein*），这是汉堡剧院的大戏，终于让我盼到了。在自己的地盘上演，简直和自己家一样，驾轻就熟，要什么有什么。

　　没错，连山雀都来了，它已经在我的脑袋里筑巢。一点儿也不夸张，它让我把所有的演员、舞台设计、助理弄得鸡飞狗跳，像疯了一样。在剧院里，疯狂本来是一个好现象，这样一切都会变得很逼真，看起来就不像表演或杜撰。但是，这回并非如此。

　　几个星期以来，他们不断问我到底该这样还是该那样？怎么样才对？这部戏真的叫做《生存还是毁灭》，这不只是剧名，也是另一部戏中最有名的句子。那部戏叫做《哈姆雷特》，是英国作家莎士比亚的作品，说的是一个年轻王子装疯的故事。他这么做是为了找出杀父凶手，却一再质疑自己这样的行为是否正确："生存还是毁灭，这才是问题"。这个王子后来甚至考虑是否该自杀。

　　现在情况比较复杂，因为还有一部同名的电影。我们的戏想呈现同样的内容。天啊！我该怎么跟你解释内容呢？问题在于刚才我试图跟沃尔夫冈解释整件事情，他也没听懂。是这样的：厄恩斯特·刘别谦（Ernst Lubitsch）的电影《生存还是毁灭》讲述的是第二次世界大战爆发前的一群波兰演员的故事。故事一开始是德国进军占领波兰。剧场里有一群演员正在排演一出具有批判性的戏剧，内容是关于反抗纳粹和希特勒的。首演前，因为害怕得罪德国人，波兰政府下令禁演。取而代之的剧目是《哈姆雷特》，这出戏公演时，有一件事反复发生，那就是只要男主角约瑟夫·图拉一讲到那句著名的独白"生存还是毁灭"，就有一位年轻男子从观众席站起来离开大厅。

这个举动让男主角的艺术心灵受到了重创。然而他不知道的事实是，这个年轻男子其实是他同台演出的妻子玛丽亚的仰慕者，当她先生在台上演出那大段的独白时，她便在更衣室与这名男子幽会。德国占领波兰后，剧院也跟着关闭了，演员也该解散。然而演员们意外得知，有个间谍要把波兰反抗者的名单交给德军，交名单的地点是华沙的一家饭店。这时，演员扮起了新角色，他们要演德国人，好让名单不至于落入坏人之手。

这出戏既苦闷又好笑，但是真的很难演。导演常用的艺术表现手法，在这里完全行不通。它包含了太多的对比元素，如上和下、好和坏、喜剧和悲剧、生和死。

要导演这出戏需要全心全意地投入，更要有丰富的经验，我两样都没有。再加上戏剧界都知道这部电影，对于该怎么把电影作品搬到舞台上，该怎么导演这部戏，每个人都有自己既定的想象。刘别谦的作品对于我来说，是一头难以驯服的怪兽。照理说，我应该觉得很刺激才是，但是这次，彩排前我竟害怕得要命。

那一整个夏天我都在乡下和你一起度过。易北河的威宁恩，既宁静又浪漫。一切都如梦境一般，我的睡眠多了、酒精少了，和马兹你相处的时间也很多。全天放松的状态让我越来越怀疑自己是否能导演好一出戏。我给自己很大压力，你也经历过这种情形。当你感觉压力大时，你的脖子会僵硬、头会痛，而我则是胃和背不舒服。我觉得我整个肚子都充满不安，巨大的压力压在我的背上。

光是想到念台词，我的内心就开始颤抖，因为我根本没准备。但

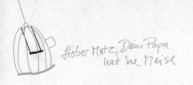

是我想，就算准备了，可能也无法驱逐这种不安的感受，我的恐惧太深了。我也没有太多时间和舞台设计师一起看设计模型，因为他同时还得设计另一出戏的舞台。整个准备过程充满了疏失，我低估了工作难度，高估了自己的能力。认识到这些时，一切为时已晚。

我爱的所有人都在支持我，恐惧却没有离开我的意思，还从肚子转移到了脑袋。就这样过了好几个星期，每一天对我来说都是折磨，我看不到尽头在哪里。我什么时候才可以回家？

形势急转直下。我的脑子里充满了问号。我每日奔波在徒劳无功的排演现场和危机处理会议室，每天晚上都睡不着，脑袋里所有的事情在快速地转来转去。我只想逃，离开这些让人生气的讨厌鬼。

我的罪恶感更加深了我的恐惧，情况越来越糟糕。我死气沉沉地站在舞台上，不知道下一步该怎么做，完全不知道该怎么做。

"到底出了什么问题？"

这个问题问得好。现在我才知道，我的敌人并不在剧院偷偷瞄我，而是在我脑袋瓜里。对抗山雀的战斗，我输了。在根本不知道有敌人存在的状况下，我怎么可能胜得了呢？我成了鬼魂，哈姆雷特的爸爸也是鬼魂。我成了阴影，就在我的第二个客厅里！在自己家里！当时我羞愧得想死掉。要是我真的死了就好了。

有两件事情彻底打败我了。一件是唯一一个不是我自己挑来的演员一点演戏的天分都没有，另一件是从头到尾一直看不顺眼的舞台布景。那是设立在舞台旋转台上的一个房间，但它充其量只是个障碍物，对整出戏一点作用都没有。可这部戏的节奏很快，我又实在想不出什么解决方案。拍电影的话，只要换个镜头，剪接一下场景就行了。舞台剧的布景可没那么简单。

首演前两天，有个演员退演，这件事令我非常自责。我拿出仅存的勇气，告诉舞台布景人员，一定要想办法换掉那个烦人的旋转房间。

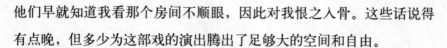

他们早就知道我看那个房间不顺眼，因此对我恨之入骨。这些话说得有点晚，但多少为这部戏的演出腾出了足够大的空间和自由。

说出真话后，整个剧院的工作人员都紧张起来了，所有的人都来帮忙。我的内心早已放弃了，然而最后几天，连总监和戏剧作家都来帮忙导演这出戏，是他们告诉我该怎么做，我很感谢他们帮忙，但是这让我完全丧失了自信。奇怪的是，正式演出并没有失败，观众还是非常赏光。可是这欢呼声不是给我的，我不能接受。

在这段时间，我唯一能接受的人就是你。你那时候八个月大。我要是能待在家里多好，只跟你和妈妈一起生活我就知足了。可惜不行，我得赚钱，能自己赚钱是我引以为傲的事，尤其是受父母资助那么久以后，能独立的感觉真好。可以养活我的小家庭，对我来说非常重要。我要为此而奋战，必要的话，我还需要战胜自己。

最后的导演工作没能亲自完善，我觉得很遗憾，但我无法改变既定的事实，也不想改变。就算没有及时认清事实，我还是相信每件发生的事都有它发生的道理。

我希望这些话终有一天能给你带来一些好处。也许，将来这些话可以保护你。

下回见，我和你站在同一战线。

爸爸

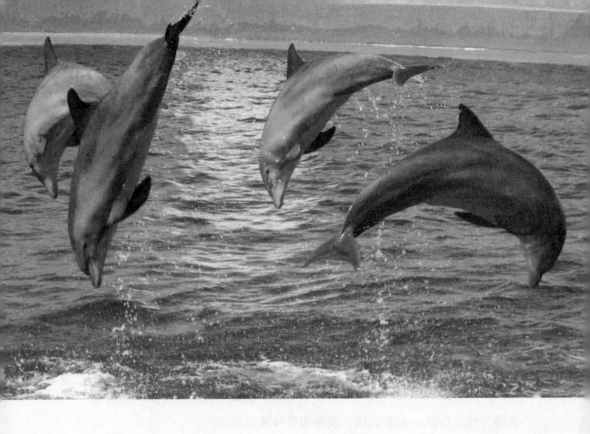

我不惜代价，
只希望再次获得成功。
我想要重拾轻飘飘、飞在天上的感觉，
但是我开始在水中载浮载沉，
像溺水者一样。

第十一封信

山雀，还是喜鹊？

亲爱的马兹：

昨天晚上我睡得很不好。昨晚我一再反复思考跟你说过的话。记得我曾经在信上写过，我从来没有后悔过，其实那不是真的，事实完全相反。比如，我就非常非常后悔在没有准备充分的状况下，接了《生存还是毁灭》，我为自己的天真行为感到羞耻。我多么希望没有经历导演那部戏期间所遭遇的一切挫折，因为那段时间对我的伤害实在太大了，我到现在还很心痛。我真的不应该接那部戏的，我也不应该接《大路》，这部戏打一开始就什么都不对劲。

马后炮总是说得很轻松，我到现在也不知道该怎么做才是对的。虽然凭直觉和灵感做事大多数时候是行得通的，而且我向来行事都是如此，但毕竟不是任何事情都可以只依赖直觉作决定的。我希望你将来作选择的时候能幸运一点，更聪明一点。

我跟你说这话，听起来就好像是在告别，其实我

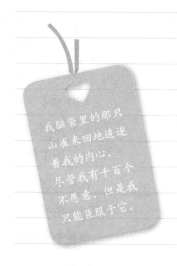

我脑袋里的那只山雀来回地追逐着我的内心，尽管我有千百个不愿意，但是我只能臣服于它。

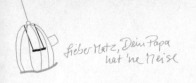

真的不是这个意思，只是现在的我非常浮躁，怎么也摆脱不了坏心情。应该是那只山雀在捣蛋，它飞来飞去，一会儿把我弄得死气沉沉，一会儿又带我冲上云霄。

《生存还是毁灭》的梦魇讲完了。首演后，我得和容雅去美茵兹讨论舞台布景的事。通常一部戏上演之前，导演得和技术人员讨论舞台怎么设计，工程上是否可行，哪些技术问题得克服等。讨论完之后，舞台布景会外包给其他公司做。

美茵兹要上演的戏叫做《一半一半》（*Halb und Halb*）。这部戏一共只有两个演员，听起来多轻松啊！故事说的是两兄弟在母亲去世后，哥哥到远方去寻找幸福，弟弟则每天在厨房解字谜。这部戏的开头一幕就是哥哥从远方回到家里。整部戏里哑剧占了很大一部分，演员的台词很少。

他们两人开始在厨房种起了植物。渐渐地，他们创造出一个伊甸园，这个伊甸园是埋藏过去不愉快和忧愁的天堂。戏的最后部分，两人都成了花园的一部分，他们化身植物长了出来。把大自然搬进屋里、任由大自然吞噬自己，这是我最喜欢这部戏的地方。

舞台布景人员要注意的地方很多，演员也不是仅仅顾着说就好，他们还要做很多肢体动作。舞台上还得放很多泥土，才能种植物。泥土必须多到像一张餐桌那么大，因为背景是厨房，我们也不能把舞台布置得跟园艺店一般。唉！我还没有遇到过这么难设计的舞台呢！

为了赶一大早的会议，我们得提前一天出发。容雅从慕尼黑出发，我从汉堡出发。我们约好在美茵兹的火车站碰面，然后一同前往。去旅馆的路上，我不断对容雅发牢骚。她在《生存还是毁灭》这部戏中负责舞台服装，她很清楚期间发生了什么。她很有礼貌也很友善地安慰我浮躁的心。我却听不进她说的任何话，因为脑中那只讨厌的山雀总是飞来飞去。我真的没有听出她话语中的弦外之音。

我们在教堂旁的旅馆，各自订了一个单人房。旅馆附近到处都是古老的建筑，还可以看到这些建筑外墙上的木梁。旅馆外观看起来美极了。它的外墙有一些基督教主题的壁画。我们到旅馆时已经很晚了，天色早就黑了下来，楼梯间的灯暗得不得了，我们差点撞倒一桶油漆，桶里面有一半的漆已经涂在墙上了。

楼上有个很大的玄关，接待台没有人，整个旅馆看起来像是战后被人遗弃的废墟。这里有防空洞或避难地道吗？说不定就在教堂底下呢。有个人给我们房间钥匙后匆匆忙忙就走了。我们住的房间很大，但是很脏。我心里只想着把行李放进去，我好快点出门。

放好行李后，我奔到旅馆楼下等容雅。她和其他女人一样，动作比男人慢一点。我刚好利用这等她的十五分钟时间看看商店橱窗里展示的物品，居然让我找到了非买不可的东西。

我的山雀这会儿变成了喜鹊，是它让我相中了一件闪闪发光的棒球外套、一件毛衣和一个公文包。接下来会发生什么事，我想你一定猜到了，我非买下这几样东西不可。容雅在街上看到我掏钱买价格不菲的小牛皮公文包，赶忙阻止我。那件棒球外套是我昔日梦寐以求的衣服，我喜欢那种类似制服的款式，让人觉得非常有男人味、强壮、无坚不摧。这些行为可能是对前阵子挫折感的补偿吧。此时此刻，我把一切不快忘得一干二净。

接下来我们跟戏剧家和剧院老板会面，他们人很好。不过他们会抱怨美茵兹是个文化沙漠："这里的人只会办嘉年华。"晚上我与《一半一半》中扮演哥哥角色的提瑞约在剧院餐厅。

我进去时，他正和一堆同事坐在一起，用好奇的眼光打量着我，我跟他简直一见如故。提瑞来自卢森堡，看起来是不折不扣的专家。礼貌性地喝完一杯饮料后，他就带我们去到了附近的一家"专家"去的酒吧。那里只能点啤酒，国王比尔森啤酒，没有其他饮料。我们坐

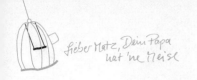

在酒吧后面的小包厢里。要请服务生过来，只要按桌上的铃就好，多
棒啊！也就是说，我们不用等啤酒等太久，可以一杯接一杯喝，完全
不中断。我会称它是专家去的酒吧，正是这个原因。

提瑞天生很多话，说话速度又快，那天晚上，他算是找到寻觅已
久的朋友了。我们两人相谈甚欢，非常高兴即将到来的合作机会。跟
我们一起来的两位女士成了点缀的路人角色，被挤到边缘。最后，我
们快乐地喝到烂醉如泥。很明显我通过了他的导演测试，成绩还不赖。

第二天，我没有头痛，从床上一跃而下。去敲容雅门时，她还没
盥洗完毕。她说马上好，我们约在早餐餐厅见。

用餐的地方很美，可惜灰尘很多。整个餐厅像沉睡的古屋博物馆。
早餐用保鲜盒装着，奶酪看起来一点也不新鲜，我一口也吃不下。容
雅来了，我的情绪忽然激动起来。

"这完全不行嘛！要是你没钱就关店！给客人这种待遇？简直是不
要脸！"

"你不喜欢吗？"

"喜欢？你自己看看！你看看楼梯间，危险得不得了！房间也脏得
要命，更别说这早餐了。老板娘，你是业余的吧，承认吧！你应该没
有经营过旅馆吧。"

"没有。"

"你看吧，一看就知道你们没有经验，还是快寻求协助吧。这样是
完全不行的。我的所有花销都要开发票，不用我告诉你发票长什么样
子吧？"

老板娘气得走人了。

外面空气清新，感觉棒极了！我骄傲得不得了，像只雄赳赳气昂
昂的公鸡，穿着深蓝色的棒球外套，在大街上走着。我感觉自己像个
王子，不，应该是国王才对！下面有数不清的侍从。

容雅被我的发飙行为吓坏了，这也难怪，她还得安慰差点哭出来的老板娘呢。

为了多聊几句，她还陪我去了机场。到机场后我马上去询问到汉堡的班机，此时的我根本不适合搭火车。

遗憾的是，火车竟然比飞机还快。这个事实稍微缓和了我狂躁的情绪。没关系。我知道还有礼车司机会来接我的。他们说不定还会对我说："早安，总经理！"

我脑袋里的那只山雀来回地追逐着我的内心，尽管我有千百个不愿意，但是我只能臣服于它。

情况就是这样。

爸爸

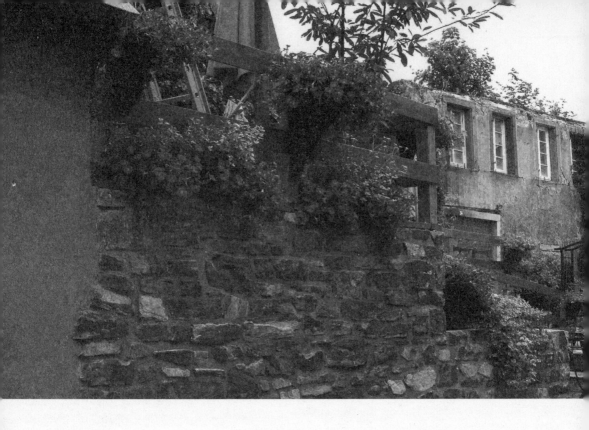

旅馆附近到处都是古老建筑，
还可以看到这些建筑外墙上的木梁。
旅馆外观看起来美极了。

第十二封信

思绪转得太快

亲爱的马兹：

昨天听到你的声音时，我心中有股说不出的美妙感。你的喜悦和你散发出的幸福感抚慰了我的心。只要能听到你的声音，就算只能蹲在病房区的电话前在半公开的场合与你谈话，我也觉得这一切都值得。在这种地方讲电话就像从前还没有手机的时候，在青年旅馆打电话一样。

你说你在塔佛慕德的河里捡到了顺流而来的化石，想到你在河里捡化石的画面，我就禁不住开心得想笑出声来。我想，我今天一整晚就不会被这个地方时而暴躁时而悲伤的气氛影响。

可惜，它的效果持续不了多久。我的感觉和我的思想一样，下一秒就变成另一个境界了。

就算我有决心驯服脑袋里的山雀，重获自由，但是不安的感觉仍然不停地袭来。我称它是费利克斯·克鲁尔的感觉。托马斯·曼有一部小说叫《骗子

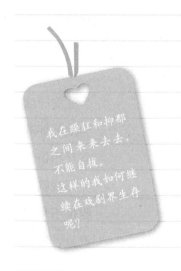

我在躁狂和抑郁之间来来去去，不能自拔。这样的我如何继续在戏剧界生存呢？

费利克斯·克鲁尔的自白》。山雀找上我之前，我在学校看过这本书，讲的是一个骗子的故事。这个人招摇撞骗，夸大事实，他总有办法把不怎么样的东西说得天花乱坠。他的个性随和，很有吸引力，所以他的骗术屡屡得逞。他觉得自己像希腊神话人物赫耳墨斯，游走在人神之间。我现在就是这个样子，至少我经常觉得自己是这样。我觉得自己什么都会，自以为没有什么事情能难倒我，我什么事都办得到。但是我和克鲁尔不一样的地方是，他屡屡成功，我却彻底失败了。我到处碰壁，伤势惨重。最可悲的是我内心充满罪恶感，为此我饱受折磨，羞愧不已。

我真的觉得自己糟糕透了，除了想办法让自己变得更好，我一点办法也没有。但是这种不安的情绪来得快，去得也快。我与你和妈妈在乡下时，曾经有时间静下来好好想想，可是那些想法非常模糊，一点也不清晰。稍微觉得可以抓住一个想法时，下一个念头又突然跑出来捣乱，把原来那个想法驱逐得无影无踪。

我在躁狂和抑郁之间来来去去，不能自拔，这样的我如何继续在戏剧界生存呢？前一分钟我还吓得脸色发白，下一分钟我又胜券在握、无人能挡的样子。天哪，看来我才是真正的专家！

米歇尔请我去埃森当驻院导演。话说回来，我以前会导演吗？能当驻院导演是件非常幸福、光荣的事。驻院导演一年至少可以稳稳地导演两部戏，还可以邀请其他剧院总监来看戏。除此之外，和演员建立互相信任的关系也比较容易。演员都是你已经认识的人，不用每换一部戏就得重新认识一批演员、重新理清一堆杂事。其实我觉得这个职位不赖，但是好像有什么地方不对劲。其他三个驻院导演很早就知道自己要接什么戏，而我好不容易等来的第一部戏居然是儿童剧，这真是太污辱人了。你也许会很好奇，这不是很棒吗？没错，是很棒，但我早就知道自己能够胜任儿童剧，一点挑战性都没有。我想证明我有能力导演给成人看的大舞台剧。尤其是经历了《生存还是毁灭》的困难后，我更想证明自己的能力。离到埃森报到的时间所剩不多，我又不怎么信任剧院的领导们，我不想让他们帮我决定下一部戏导演什么，所以我赶紧自己找了一部戏。

那是挪威剧作家易卜生的最后一部作品，叫做《当我们死而复苏时》。易卜生是挪威最伟大的剧作家之一。这是他去世前最后一部作品，写完这部作品后，他也几乎不开口说话了，所以这部作品某种形式上像是他的遗嘱。他的其他几部戏中的重要主题，都集中在这部作品当中再现了。这部戏不常被搬上舞台，当然有它的原因，但是这些阻挠不了我尝试的决心。

这部戏只有四个角色，真是天助我也。我马上就找好了演员阵容。一想到又可以工作我的动力就来了。两个男演员是我在汉堡就认识的，其中一个叫吴尔夫，女演员则是他的同事。在汉堡实习时他就一直在帮我的朋友罗蓝特，当时他已经搬到了柏林，在一个自由剧院工作。这种剧院没有国家的财务支持，完全得靠他们自己导演的好剧目吸引观众掏腰包。

他在这种剧院工作，可以不受干扰、发挥创意，没什么压力，确切地说是压力比较小。换作是国家剧院，从头到尾就会有一堆人指手画脚，记者也会来报导评论，还要想办法获得剧院老板的青睐。自由剧院就没有这些问题，反正就是比较自由。

罗蓝特帮我处理公关事宜，还帮我找场地。他找的是以前邮局的室内停车场，典型的柏林风格，大得不得了。地点在市中心，那片区域就是柏林中心区。

演员、场地和剧本，我都有了，其他因素就没有考虑太多。当时我内心唯一很笃定的就是要用柏林炎炎夏日的欢乐气氛，把这部戏的沉重外衣脱掉。这部戏讲的是一个雕塑家和他太太去山中度假的故事。

我希望我的戏可以给人一种度假的感觉。营造这个气氛对我来说很重要，我打算打开停车场的窗户，让柏林蒙毕由公园的香气弥漫全场。吴尔夫弹钢琴，女演员唱女王蜂乐团的曲子《没有你的夜晚》(*Noch so, ne Nacht ohne dich*)。在这种空旷的场地呈现一切，给每个人思考的空间，营造法国电影那种轻盈的感觉。

到柏林之后我发现自己说话的方式改变了，我说话的语速变快了。你知道我说话的速度本来就不慢，但这会儿我的思绪越来越快。我对任何事情都有意见，说话也变得尖酸刻薄。一开始，大家觉得这样还挺有趣、感染力十足，毕竟我们的个性活泼又幽默。

第一次对台词时，就发生了一件事。我爱上了薇碧可。我在她念第一句台词时就爱上了她，而且一发不可收拾。那种感觉有点像喝祖母牌维他命补品，就是那种罐装的粉红色液体状的维他命。按下盖子、摇一摇、喝下去，简直飘飘欲仙。

你可能想问我，我到底爱上过几个女人，我也说不上来。虽然不是每次感觉都那么浓烈，但是大多数时候爱上一个人是盲目的，这种事的确在大人身上经常发生。还记得你以前从幼儿园回来时，说要跟妮蕾结婚，第二天又变成了埃玛。大人通常可以控制他们的情感，尽量避免伤害别人，可惜这回我没有成功。薇碧可和我彼此像着了魔般相互吸引着。我这回可不想压抑自己的感情，我非爱她不可。

我整个人陷入了热恋，生活真是精彩刺激，好像又回到了十五岁时的光景。另一方面我又觉得自己像个老祖父，经验老到，充满智慧。也就是说我既年轻又成熟，还有比这个更美妙的吗？

不行了，已经到极限了。我写不下去了。明天再说。

爸爸

第十三封信
我不需要睡眠

亲爱的马兹：

昨天我真的累坏了，到现在还没恢复过来，安眠药还在发挥着作用。我有种被麻痹的感觉，跟看牙医被打麻药的感觉一样，不同的是，我全身都有麻痹的感觉，头最严重。

我昨天说到哪儿了？柏林吗？

这个城市，不管是格局还是形式，都非常吻合我的喜好。不过伊莲娜说这个城市跟我一点儿也不合。她说柏林对我来说过于五光十色，我身在其中，容易迷失自己。柏林的街道又长又直、人行道宽阔、空间足够大，走在路上永远无需避闪行人。这个城市的律动就像电流般源源流过。我置身其中，能像灰姑娘一样，把好豆子和烂豆子分开，这里的一切再适合我不过了。

吴尔夫和我前三个星期住在他前女友的公寓里。我觉得我与那里格格不入。让我深感矛盾的是，身处

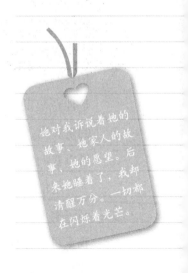

她对我诉说着她的故事、她家人的故事、她的愿望。后来她睡着了，我却清醒万分。一切都在闪烁着光芒。

在脏乱差的环境中，我反而觉得自己像王子，也有点像无所不能的绝地骑士，还有点像曲高和寡的印第安智者。估计只有专家才了解我。

你和妈妈当时距离我十万八千里，我除了偶尔发个短信给你们，很少通电话。和世界其他角落的朋友，我反而联络得很频繁。我必须和库罗许以及菲力普分享我的想法和体会，尽管之前，我觉得自己失败得很，但是朋友们仍然对我充满信心。现在一切正如夏日气氛般开始走上坡路，我的日子一天天过得很快，也很充实。早上排练，下午去史拉腾湖游泳，去格伦林区跑步，去史特格立兹区下厨，去多元文化区克罗伊茨贝格下馆子。我们不是聊天，就是喝酒。柏林的夏天就是这样，到处都很热闹。

我们在中心区普伦茨劳贝格区，这里和克罗伊茨贝格区相邻，这几个区算是我们的地盘，也代表典型的柏林生活区。回想起那个时期的我，不只话多，还经常自言自语，完全失去了倾听的能力。我常陷入沉思，觉得自己很伟大，从来没有怀疑过自己。用不知廉耻来形容我可能非常恰当。我们去听了一场公益音乐会，音乐会的名字好像叫做《非洲的子民》还是《对抗贫穷的声音》之类的。

我完全不在乎音乐会的主题是什么，反正柏林人只会为自己庆祝，柏林的艺术家更是这样。同情的外衣下藏的不过是伪善而已，发善心是件危险的事。对我来说，重要的是我可以坐在网络服务公司AOL的贵宾席。这家公司花了不少钱来提升形象。薇碧可认识公司里的人，所以我们坐在万人欣羡的位子里。

这位子太适合我了，离舞台很近、宽敞舒适、空间又大，我们后面可有五十万个门外汉呢，精彩的表演近在眼前，这感觉太震撼了！我觉得自己像国王一般，有自己专属的包厢，有别于普通观众。哈！我是柏林的国王。

唯一令我感动的是布莱恩·威尔逊（Brain Wilson）的表演。很久以前，他有个乐团，叫做"沙滩男孩"。你祖父年轻的时候，这个乐团红极一时。布莱恩·威尔逊坐在一架很大的电钢琴后面，他的身后是一个由美丽的黑人女性组成的合唱团。所有演出人员身着黑衣，布莱恩·威尔逊边弹边唱。不弹琴时，他用手做着奇怪的动作，舞姿荒谬，和旋律格格不入，和节拍也不合。他一副与世无争的样子，完全陶醉其中、自得其乐。他的那份神韵，简直羡慕死我了。

几天后，U2合唱团来奥林匹亚运动场演出。这个场地是希特勒1936年以希腊竞技场为参照建筑的。它宏伟辉煌，是柏林最炫的地方。运动场热烈的氛围把我心花怒放的情绪推到了高点。没错，在这里我们也是专家，可以用很低的价格买到舞台正前方最棒的位子。我们到达现场不久，音乐会便正式开始了。太棒了！时间算得刚刚好！人家常说，夏天就是要听现场音乐会，我完全认同。

音乐会结束后，我带着我的小团队穿过人群，来到一个露天的中式啤酒园，这也是听完音乐会后必须做的事。真是酷毙了！不好意思，虽然用这个字很不雅，但是用这个字来形容柏林才有的中式啤酒园真是再贴切不过了。外面人很多，我们挤过汹涌的人潮，来到一张还有空位的桌子旁。桌子旁边坐着一个很夸张的男人，看起来像同性恋。他一定特别喜欢高大年轻的男人。

那个男人对我不断挑衅，他以为我也喜欢男人。我跟他解释，说自己尝试过喜欢男人，最后却发现男人实在无聊至极。这句话激发了他的斗志，他反而更想征服我，这可真是愚蠢的行为。

我对这个游戏一点儿兴趣也没有，为了避开这个人，我不顾天气炎热，还是换到室内的位子坐下了。我们继续喝着酒，其实只有我一个人在继续喝。我喝得又快又猛，开始成了挑衅者，看来是乐过头了，我还差点挨了一个美国人的拳头。他长得很像蓝斯·阿姆斯特朗，就是那个拿了七次环法自行车赛冠军的美国人。我不断在里面大吼说他

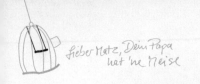

们长得很像，他用严厉的眼神看着我、威胁我。我变本加厉，更大声地喊："蓝……斯，阿……姆……斯……特……朗！"你知道我说谁吗？太无敌了，哈哈！我觉得自己超级好笑，简直欲罢不能。美国人差点出手打我的时候，坐在后面的一个汉堡来的大汉对我说了一句："你这个小鬼头，小心点！"

我们离开酒馆，买了几瓶酒开车到薇碧可的住处。我们喝酒、谈话、情意绵绵地看着对方。她总有办法打断我滔滔不绝的话语。她对我诉说着她的故事、她家人的故事、她的愿望。后来她睡着了，我却清醒万分。一切都在闪烁着光芒。

我不需要睡眠。我是一只海豚，用一半的脑睡，另一半继续游，不停地继续游着。

爸爸

第十四封信
一坨肥爆了的大便

亲爱的马兹：

　　昨晚我真的累到没办法写信，也许是因为描述这些事情令我很心痛。妈妈说她是"以睡觉的方式解决冲突的人"。我们一吵架，她便会跑到床上，一觉醒来后就假装什么事都没发生。我没有办法像她一样，我非得在睡前解决所有的问题，否则无法入睡。不过我昨天竟然睡着了，这有点反常，我猜这是心灵自我保护的防御机制吧。

　　在柏林生活的那段时间，我的生活方式真的很极端，极度夸张的生活状态简直成了家常便饭。给你写信的时候，那段日子历历在目，还好我吃了一些药，可以让脑袋里的山雀休息几个小时。

　　现在我要继续向你汇报发生在柏林的事。在莫阿比待了几个星期后，我实在受不了了，觉得自己像是身陷城市中的大囚牢，整个身心都被这个区的街道裹得紧紧的，我只想出去。再加上最后一个星期是最后

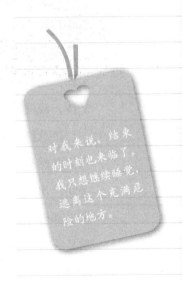

对我来说，结束的时刻也来临了。我只想继续睡觉，逃离这个充满危险的地方。

阶段的排演，我也需要一点喘气的空间，所以我在瑞士庭园旅馆租了一个房间。西柏林著名的库达姆大街（Ku-damm）就近在咫尺，环境富丽堂皇又干净整洁。

一到旅馆，我马上去了乐活区的水疗池和三温暖。薇碧可早在那里等我，我穿着新泳裤亮丽登场。这种泳裤 20 世纪 50 年代很流行，现在又重新流行起来。深蓝色紧身的裤管，还带着一个放房门卡的小袋子，简直棒极了，我穿过的最棒的泳裤大概就是这件。薇碧可和我看起来很像彩色影片刚上市年代的恋人情侣。

我迫切地需要足部保养，于是我们马上预约了时间。三个星期的时间，我穿破了三双鞋。柏林很大，我又不想搭地铁，于是我就这样穿梭于大街小巷，走了很多路。我精力充沛，以为这样可以更深入地了解这个城市。

足部美容师很有幽默感，也很喜欢我们。她当然一眼就看出来我们与众不同，她说她会来看我们的首演。同样的话，我去买西装时拉法叶百货公司的售货员也讲过。看来她也是个专家，我只能说物以类聚，臭味相投。

我突发奇想，想租下饭店里的总统套房，也就是饭店最大最贵的房间。还好薇碧可没扫我的兴，她只是坚持要出一半的费用。既然她坚持，我就让她付了一半的钱。

在总统套房睡觉不是我的目的，我的目的是想看看房间的装潢。我们既然来了，何不试试？总统套房还空着，接待人员带我们去看了房间。房间里有豪华的音响设备、私人三温暖等。完全不搭调的是厨房里那台绿色塑料外壳的咖啡机，摆在那里既醒龌又碍眼，好像廉价赠品或者露营车上的配件。这也太业余了吧！完全不行嘛！我对他们傻眼了。

客厅的玻璃墙前面摆着一架钢琴，透过玻璃墙可以鸟瞰美妙的柏林市景。吴尔夫说过非要来总统套房睡一晚不可，结果他还是留在剧院练了整晚的琴。匆忙离开后，我跑到柏林西侧的卡得威百货公司。我预期首演一定会大放异彩，所以得找套适合的衣服，最好是古典又实用的样式。

我很快就找到了我要的东西。亚曼尼西服的男店员说要帮我把裤子送去修改，因为那条裤子穿起来有点紧。我虽然心知肚明是因为喝太多酒有点发胖，却笑着拒绝店员的服务："不会，西装这样可以的。"我请他们把西装送到我的总统套房，接着我又去买了一件红色的衬衫，贾克维斯布列特（Jacues Britt）专柜货，也是很实用的样式。

回去时我搭乘了人力三轮车。你还记得你搭过这种车游玩过阿尔斯特湖吗？那个司机有个超级大声的喇叭，你老是被喇叭声吓着，我们两人都笑歪了。可惜柏林这个司机没有好笑的喇叭，他的设备有点太简陋了。

看来这个司机打算一辈子都当三轮车司机。我在汉堡也当过三轮车司机。我跟你提过这件事吗？一定有吧！哇，我那时体力真好，身材也很苗条。唉，这都是很久以前的事了。

我搭人力三轮车直接到了戏剧平价中心（Theaterdiscounter）。这个名字是罗蓝特取的，他取这个名字的用意是花很少的钱就可以享受文化。我却觉得"戏剧平价中心"这名字简直糟透了，因为人家马上就会发现这些演戏的导戏的根本没钱。法兰克招来的半调子艺术家们待在一楼。说真的，这栋大建筑太适合当剧院了。

我在另一封信中跟你提过，这以前是邮局的收发中心，就在市区正中央。我想楼上正中间的房间可以当总监办公室，哈哈哈！首演的晚上我就跟我的朋友容雅提过这件事，库罗许也早有耳闻，我所有的朋友应该都知道了吧。妈妈以后一定会带你来这里看看的，你会看到这里有多棒。

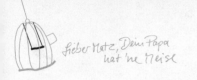

　　只要把所有的门外汉都丢出去，这栋建筑就可以着手改造成剧院了。我得先跟相关人士谈谈，最好是市长本人。邮局到底归谁管啊？平价中心的那些人不是不知情，就是响应得太慢，他们跟世界上其他人一样慢到不行，有人催促他们才会动一下，没有人盯就像死人一样一动不动，真是门外汉。起来、起来、起来，该启程了。

　　我想把柏林警世碑拍下来。它是个由石柱组合成的大迷宫，是为了纪念第二次世界大战被谋杀的犹太人而建。这个建筑作品是由彼得·艾森曼（Peter Eisenmann）设计的，非常吸引人。

　　有了这个想法后，我匆忙请助理蒂娜帮我叫出租车。现在只有奔驰车才配得上我，我当然只能坐引擎盖上有星星标志的车。哈，名导演和他手下的名演员。所有的人都觉得录像的主意很棒，只有一个女演员不停地唠叨："我们可不能这样做，这样做不道德，会出问题的。"她非要这么认为，我也没辙。我虽然对她的疑虑一笑置之，可心里却介意了起来。

　　我们抵达警世碑时，拍摄的所有条件都巧合得天衣无缝。太阳还没完全西下，也没有人注意我们。演员们开始演第一幕，我用便携式摄影机进行拍摄。我觉得自己就像丹麦籍导演拉斯·冯·提尔（Lars von Trier）正在拍摄电影《白痴》（Idioten）一样，薇碧可讲完最后一句台词时，我关上了机器，接着屏幕慢慢变黑，拍摄结束了。坐上出租车回到戏剧平价中心后，我才发现自己误放了清洁带到摄影机里。

　　我这个不专业的白痴！业余的蠢蛋！火气上来没地方发泄，自己又无法克制情绪，我对着我们的胖子戏剧家约克大吼大叫。接下来我写的这些话，你得马上忘记。罚我十欧元，因为我说脏话。

　　"你这坨肥爆了的大便！怎么会有人笨到你这种程度？蠢猪！笨蛋！你会犯这种错一点也不让人意外。让戏剧家做点实际的工作不行吗？你应该检查一下录像带的，你这个肥到爆的智障猪头！你就是太肥了，脑子装的都是大便。我说的一点也不夸张，你太肥了！"

还好吴尔夫和戴维开始狂笑，其他人也跟着笑起来。我的愤怒和沮丧因为他们的笑声忽然烟消云散。真是个千载难逢的时刻，我们这出戏真够伟大的，我知道成功指日可待。

我们一起开车去碉堡牛排馆吃饭，这家餐厅就是我们两个人最喜欢的那家。小时候我爱去那里是因为餐厅里面有玩具，现在我喜欢去是因为那里的肉很好吃。是的，没有肉可不行。

吃完后，我在餐厅前面大街上的安全岛哭了起来，我从来没有这样过，我有好几年没哭了。我像一个累坏了的小孩一样开始哭泣，哭得一发不可收拾。我痛彻心扉地哭着，连最后一丝力气都用尽了，再也无法承受这样的生活了。我成了一个空壳子，成了没有气的气球。薇碧可跟我说我跑得太快了，不但伤害了别人，也伤害了自己。没有人跟得上我的脚步，她说连她也跟不上我的脚步。她要去睡了，明天就是首演了。她说她没有力气了。

直到两分钟前，我都还不知道怎么处理自己强烈的不安感。我和别人之间的鸿沟越来越深，连我爱的人都不理解我，连他们都退到角落里不理我了，我终于体会到什么叫做"被世界遗弃"。这个世界把我弄得遍体鳞伤，把我撕裂成了碎片，爱与恨像龙卷风一样席卷我。

我不在的那段时间，手机收信箱塞满了短信。远方的家人、朋友似乎都很担心我，虽然我不知道为什么，很可能是妒忌，他们想阻挡我。对！他们哪里会知道我的工作有多么艰难？我根本不记得告诉过谁有关薇碧可的事。我曾经跟埃达说过我决定留在这里吗？留在柏林？她肯定会带着你过来，她没有其他路可以选择。那我和薇碧可怎么办？埃达会接纳她吧。

伟大的人是不能被独自占有的，你妈妈只能和别人分享一个专家。

妈妈在电话那头哭泣着。

"别再哭了，听起来很可怕。"我受不了。

我打电话给埃达的妈妈，请她照顾一下女儿。外婆已经很担心我们了，我怎么能让她更担心呢？不晓得是谁给我父亲打了电话，他突然出现在城里，对着我呆呆地傻笑，一副很为我高兴的样子。我不知道他为什么这么高兴，大概他觉得我会处理得比他好吧。我在你现在这个年纪时，他便离弃了家人。现在他却跑到这里来，跟吴尔夫住在莫阿比。

他们两人整天盯在电视前，看着无聊透顶的环法自行车赛，尤其是那个疯疯癫癫的德州人蓝斯·阿姆斯特朗。他们还跑来跟我抱怨位子太挤，这样看电视很累。简直不可理喻。

我才不在乎他们累不累，我自己累得要命。我被所有人弄得疲惫不堪。

我去找薇碧可时，经过蒙毕由公园和博物馆河岸，在路上，我看到一个挂在路灯杆上的橘色垃圾桶，于是我把它拆了下来。我要把这个垃圾桶当成收钱箱，外面裹上麻布就能用了。平价中心的入场券票价只有十欧元一种价位，这是罗蓝特的主意，原本我还觉得挺好玩的，现在我完全不这么认为。既然我们工作没拿薪水，而且还自掏腰包来导演戏剧，其实观众也没有必要付钱，顶多自由乐捐就好了。我们可以送给观众一个礼物，如果观众愿意，也可以回礼，不愿意的话也没关系。

我的西装破破烂烂，垃圾桶里的脏水弄湿了我的衣服，我全身散发着臭味，活像个流浪汉。我抱着垃圾桶，像耶稣抱着十字架到他的死难地各各他山（Golgatha）一样，经过博物馆桥到戏剧平价中心。我心里暗自窃喜，明天晚上一切就会结束了。说的不是我，我说的是柏林的闹剧明天晚上就要落幕了。

父亲和我吃晚饭时曾经说过，我应该放过薇碧可一马。演杀熊者的戴维也这么说过。可是当天晚上我不想独处，否则我会开始做蠢事，我和她一起回了她家。她睡觉时，我安静地在一旁写邀请卡，我完全没有注意到时间。

我邀请了报界和电视台的所有重要人物，也邀请了我的戏剧恩师佛立胥。他是个充满智慧的人，我自以为从他那里习得了一点智慧。等到我站在演员前需要用到智慧时，我却蓦然发现自己完全没有智慧——没有灵感、没有气质、没有魅力，也没有智慧。

佛立胥好歹也该来看看我的作品，还有他的舞台设计师弗来也一定要来。我迫不及待地亲自把邀请卡送过去。弗来和我一样，最受不了门外汉。我们曾经在汉堡共度了无数个夜晚，我们一起抽烟、喝威士忌，一起嘲笑奚落蹩脚的门外汉。

我在邀请函上写着："我非常敬重您的专业性，您的造访是我的荣幸。"这样写非常正式又有礼貌，可能是凌晨三点写邀请函的缘故吧。

天色慢慢亮了起来，我收拾一下就出门了。虽然等待出租车的时间长得让人抓狂，但事实证明等待是值得的。

出租车司机是个四十岁左右的法国女人，她穿着西裤和白衬衫。有一回弗来帮一个女演员也设计了这样的衣服，我还记得那是克莱斯特的剧目《安菲特律翁》（*Amphitryon*），弗来之所以会这样设计，大概源自佛立胥是乌克兰籍健身教练的灵感。每次排练前，那个老家伙总是带着一个小小的灰色运动包上健身房。实在很不简单！

法国女司机为我开了冷气，载我去佛立胥那里，没说半句嫌我臭得像流浪汉之类的话。虽然我只去过佛立胥家一次，但是我清清楚楚知道他住的地点。他家住在被画满涂鸦画的哈克雪庭园附近，在一个有中庭的住宅区的后面一栋，他家的那栋是三层楼。是他的助手来给我开的门。我试图控制自己的情绪，看到佛立胥本人后，我还是忍不住发牢骚。

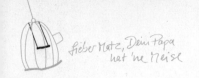

我向他抱怨着德国戏剧界的现状,我说自己对这种现况简直束手无策。他们全是一群门外汉,真是什么都不会的大笨蛋!佛立胥对我这些话感到很吃惊,急急忙忙倒了杯水给我喝,他根本没搞清楚我来访的目的。

"邀请我啊?好。演出地点在哪里呢?"

"蒙毕由街。"

"戏剧平价中心?这又是什么?"

这也难怪他没听过。他这辈子还没在自由剧院工作过呢,他也没这个必要在那里工作。我看着他疑惑的表情,似乎有一毫秒的时间,我隐隐约约觉得自己这个行为很荒唐。我到底在这里做什么呢?

"你应该先念点书。"我早已猜到佛立胥会这样说。我想了一会儿,他说得没错。我既没有基础,也没有什么智慧,我只能土法炼钢,自己想方法。另一方面,我还得向别人解释自己的艺术,这样怎么行得通呢?真的艺术并不需要解释。再说演员也不一定每次都愿意配合我。"这是哪里来的蠢蛋啊?"接着,他们可能会摇头叹息,大叹我是个无能又没水准的家伙。

我突然筋疲力竭,匆匆忙忙搭出租车回到旅馆。

我觉得自己好像两天两夜没吃东西了,吴尔夫在楼上的套房睡觉,我不想这么早叫醒他,首演他还要上台,等会儿再叫他好了。时间还很多,多到有点令人等得不耐烦。

我用手势对服务员示意,要他们把角落那张四人桌上的盘子和摆饰清空。

又是一堆惶恐的表情,这些人真是笨得让我头痛。虽然服务员动作很慢,满脸疑惑,但最后总算把桌上的东西收走了。

"您要咖啡还是茶,先生?"

"两样都要!"

称呼我先生！他们连我的名字都没记下来，好歹我住的是总统套房！一群白痴！

我不是才说过？我叫许洛瑟！怎么望眼所见都是门外汉？

我几乎让他们把整个自助餐台的东西都摆到我的桌上，而且还吃得一干二净。吃完我觉得精力充沛，竟然一点沉重的感觉都没有，好像刚才吃的都消化完了。看来我的胃真是高性能的气球。

我决定到乐活区消磨开演前的时间，去看几本轻松的书。我现在最需要的就是那种鲜亮的杂志。我走到寄放行李的柜台处，又一次发现他们完全是门外汉：制服上污迹斑斑，不知道做什么的第一天上班的新人，杂志架上的杂志也寥寥无几，空空如也得像东德时期的商店。

"不好意思，年轻人。我的名字叫做许洛瑟，现在住在总统套房。你觉得这样的杂志架够档次吗？"

"我不懂您的意思，您需要什么？"

"我需要什么？天啊！《南德日报》《法兰克福文汇报》《第一品牌》《大都会》《纽约时报》《华尔街日报》《时尚》……还不快去找来。难道你以为我会在这里读没水平的《新邮报》？"《新邮报》是份又薄又廉价的报纸，内容都是一些胡编乱造的皇室消息。那份报纸薄到连拿来擦屁股都不行。

年轻服务员仓皇逃到后面的房间，连这种人都有退路。我花了九百欧元的费用租下的总统套房，里面竟然什么都没有。这个名不见经传的小子居然躲起来了。我懒得等他了，直接大步走进乐活区。一到那里，我就急急忙忙换上泳裤，接着遇到下一桩很不幸的事。原本期望有亲切的女服务员来为我服务，可是出现在眼前的却是个不男不女的妖怪。

"您需要什么吗？"

我还能要什么。

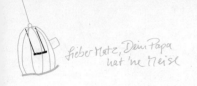

"浴袍和毛巾？"

没错啊，当然是这些了。

我接过浴袍，露出难以置信的表情，然后挑衅地看着那个不男不女的妖怪。

"有什么不对劲吗？"

"我重说一次，我的名字叫做许洛瑟，我住在总统套房。"

"然后呢？"

然后呢？我看起来像总统吗？不像。我看起来像小丑，正确地说，像个邪恶的小丑。要是我没拿到一件像样的浴袍，我想我会马上变脸。

不男不女的家伙急急忙忙跑去打电话。我决定先去游泳。那一骂果然奏效了，我游完泳上岸时，不男不女的家伙手里拿着一件白得发亮的浴袍在池边等我，这还像点样。这件浴袍布料挺厚的，质感也不错，我穿上再也不脱下来了。我点了一份凯萨色拉，问一个面色紧张的救生员，专家去的疯人院在哪里？

"专家去的疯人院？你是说慈善医院？"

"不是，我是说真的精神病院。"

"潘霍华神经科学院。在柏林中心区的奥朗尼堡街。"

太好了。正好在戏院附近，还真巧。我在一张空白纸上写下：我亲爱的朋友，我的新地址是潘霍华神经科学院。奥朗尼堡街，柏林中心区。

我一言不发地离开了游泳池，纸条不小心遗留在了那里。去柜台接待处的途中，我突然很想跟市长谈谈新剧场的总监人选。市长应该是个好人，也是懂品味的人。我马上请人订了一辆有星星的车。服务员假装没听见我说什么，估计他们是怕对饭店造成损失。他们现在知道我是谁了，只是看起来还是不明白我的要求，一群白痴！我动作夸张地把黑色手提包丢在大厅的地上，随即钻进了停在外面的一辆出租车，身上还穿着浴袍呢。出租车司机是黎巴嫩人，上车时还看见他手上拿着一本德文书，真有水平！

"去市政府。"

市政府门前有两个警卫用柏林方言跟我说，他们的大老板度假去了，不在。

真是太不凑巧了。要是我知道他在哪里就好了。我穿这衣服见他非常合宜，这一点我非常清楚。

只要在对的时间穿上对的衣服，生活里的很多事情就会很容易搞定了。没有比我现在穿的衣服更适合谈大事了。市长在这种大热天里应该也穿着白色浴袍吧，说不定就在他的朋友克里斯汀森女士家里聊闲话呢，她就是那个著名的谈话节目主持人。

司机想甩开我，他在戏剧平价中心放我下车。他没收我钱，我身上也没有钱。平价中心的门关着，我把钥匙弄丢了，进不去。我抽着烟，在阶梯上来来回回走着。还好我聪明，把烟放在浴袍的口袋里面。身穿厚重的白色浴袍，我觉得自己简直就像阿拉伯游牧民族贝都因人，就像《阿拉伯的劳伦斯》（*Lawrence of Arabia*）里的人物一样！那可是个了不起的故事，有机会我们一定要一起重温一下。下次一定陪你一起读。

没过多久，四个警察走过来跟我说，我不在他们的管辖范围内。我歇斯底里地大笑，可是他们找上我的！你说好笑不好笑？

是吗？那我就去找能管我的人吧。我在市区游荡，正好一个剧组在拍外景，我跑到那里乱抢镜头。我觉得所有事情都与我相关，甚至连在空中盘旋的警用直升机也是冲着我来的。他们一定是在找我，他们要拍我，一定是这样的，没错！但是，就凭他们那丁点本事是没办法抓到我的。

我躲进了遮阳篷下。天气好热，摄氏三十度，热气阵阵袭来，堵

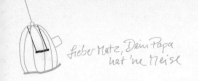

在厚厚的布料下面散不出去。我得继续走。奥朗尼堡街上有一家小小的店，橱窗上挂了一张加框的招聘广告：限女性；年龄二十五至三十五岁；友善亲切；了解流行趋势。

他们一定是弄错性别了，这个职位再适合我不过了。没错，他们要的就是我。这是个绝佳的机会，我可以借这个机会消磨时间，直到平价中心那些门外汉来为止。我马上可以感受到，那两个深色头发的女售货员对我颇有好感，她们一副轻松愉快的样子。

我开始卖东西时，她们也跟着起哄，并没有介入，顾客也不觉得奇怪，还一起跟着开玩笑。他们也许认为柏林这地方无奇不有，穿着浴袍卖东西并不足为奇。很疯狂，对吧？我卖得还不错，我让一个年纪较长的女顾客买了很多东西。我真想马上雇她做我的秘书，对，总监秘书。

"怎么样？听起来不错吧？"

她像小女孩一样娇羞地笑着。因为她刚丢了工作，所以对我的赞美感到很安慰。有时候我会坐在店门口的木头板凳上休息，等待戏剧开演的时间真漫长，我得缓解一下等待的疲劳。打发等待造成的疲累，这才是我现在真正的工作：等着戏剧开演，等待首演开始，等着自己发疯。

女店员陆陆续续拿着不同的东西到外面给我，我很认真地把玩着那些物品，有道具、肥皂泡、黄色书面纸、各种容器，还有不同形态的水：冷水、热水、冰块。他们煞有其事地跟我玩这个游戏。因为天气太热，我早就脱掉了浴袍。我觉得自己穿泳裤的样子非常好看，同时享受着冰块在胸前融化顺流而下的凉爽。一辆大众九座汽车停了下来，里面的朋克男下车时在我面前吐了一口痰。

"呸，可恶的中心区势利小人！"

我活生生成了破败的市区改造成为良好的中产阶级住宅区的牺牲

品。说白一点，就是一群有钱人住进了原本破烂贫穷的住宅区，而把原本居住在里面的居民赶走了。这样一来，房租上涨，住宅区变得更贵更漂亮，穷人住不起，只好搬走。

"赶快滚回克罗伊茨贝格区吧！"

我调侃地说，我还觉得自己是法尔可（Falco）重生呢，他就是那个头发往后梳的奥地利男歌星。他有一首歌是这样唱的："西边来的人就是这样，西边来的人就是这样，西边来的人就是这样。"简直酷到不行！法尔可是个标准的势利小人！我买的第一张唱片就是他的专辑。那时我才只有你这么大。

一辆巡逻警车飞快驶来，停在门口，场面就像电视上演的那样。两个警察从车上下来，很有礼貌地要我跟他们走。女店员非常失望，她们才刚想分配些有意思的工作给我做。这一切都发生得太快了。

"来看首演啊！"我从警车里向他们招手说道。

想到发生的一切，我忍不住偷笑。太不可思议了！那时候我仍然觉得自己正常得很，不正常的是别人，不是我。

车子把我送到了慈善医院，这是柏林最大的医院。我听说是旅馆的人打电话报警的。他们在我的手提包里找到了一堆演出邀请卡，还有那张我写了新地址的字条。警察把我的手提包带来了，那里面都是我刚好要带到首演现场的东西，真是太好了。自由剧院就是这样，万事都自然而然地就来了。

之前在汉堡剧院的同事奇斯特纳在慈善医院的大厅等我。准备这部戏期间，我曾经在他家住过一个星期。他面色惨白，神情慌张。我觉得他有点反应过度，所以才故意表现出轻松的样子。根本就没事，这出闹剧的起因纯粹是因为那个不专业的剧场没开门。没人在，又没人管，真是一群门外汉。

在国家剧院就不会发生这种事，因为那里二十四小时都有人在，

剧场门口永远有人守着，也有正式的门房在恭候着。

这里呢？在柏林，你钥匙丢了，就进不了门，还会被人当作游民。我根本没意识到自己闯了什么祸。

精神科急诊处的走廊长得不得了，简直是地狱的翻版。每个房间的门都开着，医生穿着白大褂，看护人员穿着蓝色大褂。走廊的尽头有一把椅子，他们叫我坐在那里等。

"许洛瑟先生。你要多喝点水。"

"我整天都在喝水啊。"

年轻的警察陪着我，另一名警察去找主治医生。陪我的警察好像对我很有兴趣，所以我跟他讲了首演的事，也一五一十跟他讲了发生过的大大小小的事。有时他忍不住笑了出来。不过，严肃的事情不久就到来了。

他的同事和一个女人向我们走过来，那个女人肥得不像话，金色的头发上顶着胡乱挑染的几缕红色头发。她穿着蓝色大褂，胸前挂着一个看来像自己做的姓名号码牌，瞧瞧，真是门外汉。我忍不住歇斯底里狂笑起来，一边笑还一边向她打招呼。

"开玩笑！你要来诊断我有没有疯吗？这就是这个医院的主要工作，对吧？门都没有！你自己也是疯子吧。你穿的是蓝色大褂，你不是医生。还有还有，你自己做的姓名号码牌上面写的是'塔玛拉·卡拉姆布拉'！哈哈哈！"

我简直快笑疯了。塔玛拉·卡拉姆布拉，多好笑啊！警察安抚我，要我别激动："许洛瑟先生，你这样说实在有点不厚道。"

错，不厚道的是他们。没有请专家来看我之前，我是不会冷静下来的。太离谱了，让一群门外汉把我送进了杜鹃窝！

塔玛拉·卡拉姆布拉一边摇着头，一边在警察同志的陪同下离开了这里。

接下来又是等，漫长的等待叫人无法忍受。房间里传来大吼大叫的声音，难不成有人被钉在十字架上了吗？

"他再不停止该死的吼叫声，我就把他杀了。我是说真的。"

"请不要这样，许洛瑟先生。冷静一点。"

我是认真的。光是看这里上演的杂耍就能令人发疯。再怎么健康的人进来也受不了。我觉得自己好像身陷恐怖片。尖叫声总是不绝于耳。

过了一段时间，我终于看见了一个人影子。走廊的那头有一个穿着白大褂的人影朝我这头移动，可是我看不出性别。人影走到我面前才停下，近处看我才看出原来是个女人，我觉得自己好像等了好几个小时，才等来这个专家，她可是精神科急诊处的主任。

精神科急诊处的主任问了一些最重要的问题：发生了什么事？你为什么会来这里？你最近的睡眠状况如何？

我告诉她我现在没时间跟她说这些，要是演出不成功，我会自愿来这里报到，然后好好睡觉。我真的得好好睡一觉，好好休息休息。对，我应该这么做的。要是演出如我预期的成功，汉斯彼得会把我送到柏林须马根多夫区。

伊莲娜就住在那里，她是我们家族的世交，也是汉斯彼得最好的朋友。她有一栋大房子，汉斯彼得每次来柏林都住她那里。

我可以离开慈善医院了。

警察为人很好，还开车送我回剧院。时间也差不多了，已经六点半了。晚上九点就要正式开演，可是现在我还没准备妥当。奇斯特纳已经到了，我父亲也来了。他们两人试图安抚我的情绪，却适得其反，我被他们弄得更紧张。他们来了反而帮倒忙。说真的，他们唧唧喳喳说个不停，我怎么可能专心准备？我愈来愈不耐烦。

"走开，要不就做点有用的事，我还要清理卫生。你们没看见吗？你们除了在这里制造垃圾，就没事可做吗？"

　　我丢下他们，进了洗手间。洗手间又脏又臭，让我想起火车站里的厕所，简直不堪入目。这怎么可以。我没办法忍受任何脏乱、丑陋和黑不溜秋的东西。我要水桶，我得弄一桶水来。幸运的是，我口袋里刚好有一瓶价格不菲的喷雾式防晒乳，是埃达送我的，化妆师总有最好的乳液。

　　总之，我急迫地渴望洁净香美，我对着水桶喷了又喷。这还差不多。我在女洗手间摆了香皂和乳液，这是我特意从总统套房里走私出来的。今晚我要把这个被大家遗忘的废墟，变成一个充满温馨和美满的绿洲，我要让观众感受到我的用心，也让自己得到安慰。

　　观众渐渐入场。我邀请了很多人，朋友、剧场认识的人，还有这三个星期在柏林认识的人。宾客们对于我的服装和积极大扫除的行为反应各异。我的家人早已对我无可奈何。

　　"过来吧，开演前都别管他了。"

　　现在我还得把橘色的垃圾桶拖到洗手间里去清洗一下。真是悲催，这样我又得重新拖地。我偶尔也与几个客人打招呼，但没办法真正与他们交谈。这些专家们一看就知道我还得继续视察场地呢。

　　演员们已经到齐了。他们被我卖力的大扫除弄得莫名其妙，我当时还以为那是因为他们紧张呢。他们管好自己就行了。

　　我用心地在舞台地板上用拖把写了大大的"谢谢"两个字。按道理说，我应该摆个祝贺首演成功的礼物，但是我对这部戏的贡献已经够多了。

　　穿好我为首演准备的服装——蓝色泳裤、牛仔裤、粉红色衬衫、棕色西装、灰色球鞋……警察又来接我了，他们说演员们想专心演出。这真是太好笑了，我这段时间不都在朝这个方向努力吗？我不是在努力想办法让他们好好演出吗？

　　这几个星期来我筋疲力竭、用尽最后一分力气，为的就是让这群蠢蛋们有最佳的演出环境。原谅我的用词不雅，这些演员都是些没骨气的混蛋！

已经九点整，我终于完成了所有的准备工作。我突然瞧见我的朋友库罗许，他简直就是我的最后一线希望。快，救我出去。我们走到对面的蒙毕由公园。汉斯彼得和伊莲娜也在那里。

他们问我想要什么。我要玻璃瓶装的冰矿泉水。等他们去买饮料的时候，又来了一队搞笑的人马，他们宣称是来帮我的。这实在是可笑至极，因为他们看起来比我还需要帮忙。他们振振有词，说自己是柏林危机介入中心的人，那可是疯子的"急救站"。

"你们才有危机吧。看看你们，连话都说不好，错误百出。"

其中一个人有兔唇，讲话时鼻音很重。一点都不上道。

"我不需要帮忙。谢谢你们，真的不需要。"

他们终于走了。是谁叫他们来的啊？

事后我才知道是我的演员朋友卡罗拉叫那两个怪胎来的。她的妈妈也有精神问题，她这样做是出于好意。实在是奇怪，大家对我议论纷纷，但没有半个人亲自来向我了解状况。我不断听到伊莲娜念念有词，好像在祷告，她不停地说柏林对我来说太乱了，这个解释挺不错。

汉斯彼得的儿子乔治脑袋里也住了只山雀。他知道这是怎么回事，也知道他没办法帮太多忙，所以他只是静静地看着我。库罗许则是单纯地陪着我，不做任何评断，也没有过度关心和恐惧。

这让我很安心，安心到可以无忧地在他身边的草地上睡着。我睡得很沉，这是这几天来头一次睡得这么香。后来我被掌声吵醒，演出非常成功。

我早说过这部戏会非常成功的。我有一股胜利凯旋的感觉。

演出结束后，原本焦虑的面孔转为放心满意的表情。看来观众收到这个礼物了。我感到很欣慰。

　　我换上黑色亚曼尼西服，参加了有史以来时间最短的庆功宴。看来大家都想逃之夭夭。他们想离开这里还是想离开我？算了，无所谓。

　　对我来说，结束的时刻也来临了。我只想继续睡觉，逃离这个充满危险的地方。

　　事情的经过就是这样。

　　就写到这里吧。

　　我的手都写痛了。

爸爸

再会了，柏林

亲爱的马兹：

我们在柏林的夜色中前往史马根多夫区，伊莲娜住在那里。她有栋三层楼的房子。她住一楼，养了五只外表非常漂亮、行为却相当诡异的狗。只要那五只狗一起坐在客厅看电视，你就得带个鞭子当武器，这样你才能从它们身边经过去上厕所。楼上原本是给客人住的套房，实际上却成了她放宝贝的仓库。伊莲娜有个怪习惯，相同的东西都要买上一打。如果她看上一件毛衣，她就会把同款的五个颜色都买下来。于是整个房子摆满了饰品、烛台、灯饰、碗盘、花瓶、小毯子、玻璃杯等，住进去真是令人窒息。

大家都很疲倦。尽管如此，我们还是一起在阳台上小坐了一会儿。那些狗把整个花园弄得坑坑洼洼，简直跟月球表面一样。我内心宁静平和，一边喝着冰水，一边吃着焦糖冰淇淋，那是之前在加油站买的，我吃了将近半升。好像所有的人都知道该如何改善我

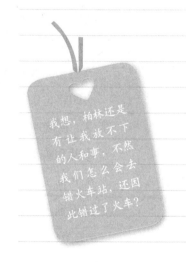

我想，柏林还是有让我放不下的人和事，不然我们怎么会去错火车站，还因此错过了火车？

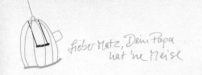

未来的生活，也知道下一步该怎么做。他们已经把刚才发生的事当作过眼云烟了。这点我可办不到，我好不容易才稍稍平静下来。他们计划继续留在柏林几天，第二天库罗许会去看第二场演出。他因为陪我的缘故，错过了首演。看完表演后他打算带我回汉堡，回去你妈妈埃达那儿。

第二天中午，我们一起去柏林市郊的湖泊走走。伊莲娜在那里有个属于自己的小水池和一个年久失修的会馆。会馆里有个房间，在东德时期它可是政客的"交谊厅"。伊莲娜的秘书可是那时的女仆总管，她什么工作都包办齐全，她为我们准备了一些粉红色的充气垫。我们抽烟、喝水，还带着充气垫去游泳。库罗许和我有时候会忍不住大笑，这样特殊的氛围让我们觉得自己好像是战争时期被送去乡下放养的城市小孩。

我们把充气垫放在水池边坐下，真希望山雀不要找上门来。四周都是凶恶的猎犬，最害怕的就是伊莲娜。她拿着鞭子晃来晃去，好像卡通片《就难小英雄》（Bernhard und Bianca）里邪恶的美杜莎夫人。其实她确实有必要带着鞭子，因为她的狗不习惯这么多生人的拜访。

晚上库罗许去看了第二场演出。天气有点转凉。我在蒙毕由公园等他，无聊地闲晃着。我就要跟柏林告别了，也跟在这里当总监的想法即将告别了。希望这一切只是仲夏夜之梦，也许真的只是一场梦。

傍晚时我和汉斯彼得还遇见了瑞士庭园旅馆的经理。他是个非常体贴和善的人，他说要是他早知道客人是戏剧界的人就好了。他和饭店其他人完全不同，非常专业，也非常明理。我甚至可以留着浴袍，反正别人穿也不适合。

演出结束后我几乎没说话，大家好像都松了一口气。我感觉被绑住了一样，动弹不得。可能因为不知道该如何面对薇碧可，所以我见到她很不安，突然害羞起来。我真的不晓得用什么形式跟她告别。

我想，柏林还是有让我放不下的人和事，不然我们怎么会去错火车站，还因此错过了火车？我觉得这样很好，因为我害怕与埃达重逢。

于是，我们多停留了一夜。

又是一夜。

再会了（Adieu），柏林。

"再会"就是汉堡人说的"再见"（Tschüss）的意思。

爸爸

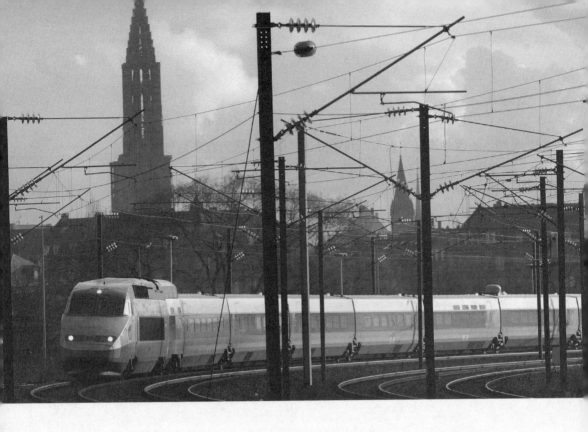

我想，
柏林还是有让我放不下的人和事，
不然我们怎么会去错火车站，
还因此错过了火车？

烧钱的败家子

亲爱的马兹：

我们继续聊我的故事。

快到傍晚的时候，我终于上了火车，我们的座位在二等车厢，座位前面还有桌子。库罗许点了啤酒，我不想喝任何有酒精的饮料，也不允许自己喝。我得保持冷静，理智地面对你妈妈。我突然意识到自己深深地伤害了埃达。这是我这几个星期来第一次认真地想到她，第一次衷心地想知道她这段日子过得怎样，她是怎样挨过这几个星期劳碌的工作？又是怎样在接二连三的噩耗中挺过来的？

抵达汉堡之后，我从中央火车站往少女堤的方向走。我们约在了一个观光酒店前见面。她瘦了。我能在她的眼神中看见自己的影子。我分不清自己是觉得她很可怜而同情她，还是身陷自怨自艾之中，这个想法让我想吐。我自惭形秽，不断对埃达重申我的爱意。我再次有了结婚的想法。没错，我们是应该结

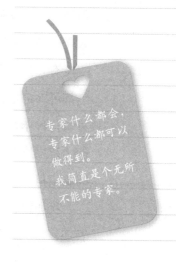

专家什么都会，专家什么都可以做得到。我简直是个无所不能的专家。

婚，结婚可以保护我，戒指也会保护我，有了那一纸证书，一切都会风平浪静的。没错，我们需要的就是这个形式。

你妈妈埃达说她有个朋友也有精神问题，后来痊愈了。

"你需要帮助。这不是开玩笑，你已经不是你了。"

好好好，我会想办法的。事实已经摆在眼前，我必须静下来休养，最好是能跟你一起去圣彼德奥尔丁。我想看看你，要知道你可是我的秘密避风港。

出发前我得先克服一些技术问题。我的笔记本电脑不知道怎么搞的竟然坏了，也许是在戏剧平价中心的时候弄坏的。埃达也需要一台新电脑。我应该去银行，对那位亲切的女柜员美言几句。因为去埃森领薪水前，银行得先借点钱给我救急。现在我可变身成购物专家了，所以需要更多钱。以前我就很懂花钱，现在看到好东西，我更无法克制自己。波哈德乒乓爷爷说我是烧钱的败家子，他说得一点都没错。

我口袋里有各种卡，这些卡多得简直可以把我淹死：两张金融卡、万事达卡、威士忌卡、健身卡、道路急难救援卡、百货公司贵宾卡、加油卡、柏林和汉堡的录影带租借会员卡、眼镜店贵宾卡和数以百计的亚麻名片。这些名不见经传的小店硬塞给我会员卡，其实我能用到的没有几张。要是有美国运通卡和美国运通黑卡就好了，那么其他的卡都可以扔了。要是只有这两张卡，我就把它们放进泳裤里，多轻松。可惜这种卡和奖牌奖杯一样难拿，要花很多钱才拿得到。这完全在我能力范围之外，我的脑袋可没完全坏掉，就算有只疯狂的山雀住在我的脑子里，我也还是知道分寸的。

我和银行约了时间。由于你的奶奶是个好顾客，所以银行职员对我还算客气，他们甚至邀请我到贵宾室洽谈。银行二楼有好几间独立的办公室，贵宾室也在这层楼。那里会供应美味的饼干和咖啡，不像一楼大厅，人来人往，吵吵嚷嚷，在那里只有小孩才能得到一些吃的，而且他们拿到的也仅仅是一些甜得发腻的糖果。我跟史泰格女士谈到你和妈妈，也谈到我蒸蒸日上的戏剧导演生涯。她听得津津有味，认定我是个好顾客。我们达成了协议，他们愿意提高我的预支现金的信用额度，也就是说，我只要付一点点利息，就能动用超过我银行账户余额的钱。以前我的账户经常因为超支被冻结，非常不方便，连史泰格女士也这么认为。

现在额度提高了，我可以自己给自己贷款了。

听起来多棒呀！

成交，我可以继续花钱了。

专家什么都会，专家什么都可以做得到。我简直是个无所不能的专家。

至少我自认是个专家。

事情就是这样。

爸爸

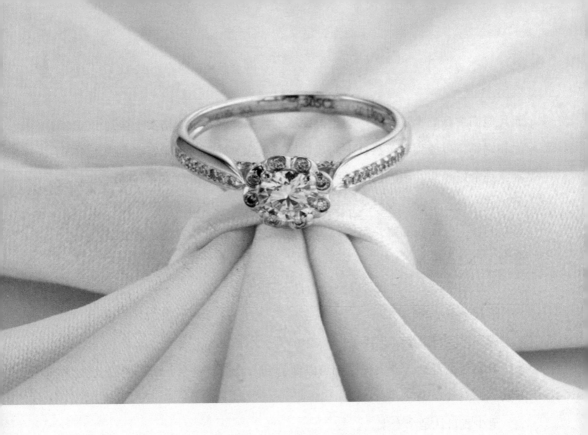

我再次有了结婚的想法。
没错，我们应该结婚，
结婚可以保护我，戒指也会保护我，
有了那一纸证书，
一切都会风平浪静的。
没错，我们需要的就是这个形式。

第十七封信
如果人人恣意妄为

马兹：

　　你还记得我们去圣彼德奥尔丁的时候吗？那天的天气好得不得了。和煦的阳光，徐徐的微风。乡镇入口的牌子上还写着"由此进，犹入天堂"。你坐在驾驶座旁，我们两人都戴着浅色遮阳帽。

　　我们带了非常多的行李，整个行李箱都塞满了衣服、书和 DVD。

　　为了帮忙照顾你，让我得以好好休息，奶奶也一起去了。奶奶其实是个很奇怪的人，她简直是个庸人自扰的专家。跟她在一起我的脾气就越来越大，而且怒气冲天，一发不可收拾。我毫不留情地跟她说了我的想法，以前我也一直觉得她是个让人生气的人，但是我咄咄逼人地这么直接跟她说，应该是第一次。你也是因为这样才不愿让奶奶照顾吗？奶奶因为不能照顾你，显得闷闷不乐，她常常杞人忧天，没有人能劝说得了她。只有到了晚上，我才能享有片刻宁静。我

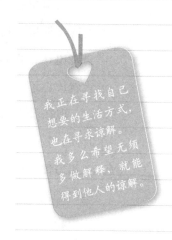

我正在寻找自己想要的生活方式，也在寻求谅解。我多么希望无须多做解释，就能得到他人的谅解。

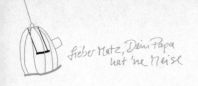

把自己埋在酒精和电脑的世界里。偶尔我会打电话给薇碧可，有时候是她打给我。和她通电话的时候，我常常泪流满面。等到我想上床睡觉时，你也差不多快起床了。

为了逃离奶奶的视线，我们两个人开车去比苏姆看海狗。我们半路停下来，在一个农庄买了一公斤樱桃，我们还没到目的地你就把所有的樱桃都吃光了。我们把车上的音乐开得很大声，我还打开天窗抽起了烟，你则把头探出窗外不停地笑。那一刻真的是几个星期以来感觉最美好的时光。我恨不得就这样一路开下去。移动的状态最合我意，在移动的状态下，你也是最开心的。

我们当天晚上就以时速一百八十公里的速度开回了汉堡，这已经是极限了，没办法开得更快了。这趟旅行完全算不上放松静养，我的情况比去旅行之前更糟糕。

我本来以为照顾你可以安抚我的情绪。但是自从有一次差点把你一个人丢在公园之后，我认识到自己不能照顾好你，只好把你带到塔佛慕德的外婆那里。因为埃达还在忙侏儒那部戏，所以那段时间我得一个人担负起照顾你的责任，而我实在不能胜任。到外婆家后你就一直待在那里，待在你自己的小天地里了。我们很少通电话，即使有机会打电话，你也总是忙着玩，没有时间跟我说话。只要知道你很好，我就放心了。

现在没有人妨碍我了。我迫切需要一部新手机。之前焦躁不安的时候，我一时情急把旧手机丢到了阿尔斯特湖，现在发现没有手机非常不方便。最好的办法就是赶快去买一个新号码，这样一来，剧场那些白痴就找不到我了。

我马上开车到沃达丰移动电话公司。他们的商标是红色的，是一家专门为专业人士服务的移动电话公司。我要买的新手机，当然非黑色莫属。索尼这个品牌不错。太好了！黑色手机、红色奔驰、黑红相间的 iPod ，这些都是我的最佳搭档。我就这样开着车在附近晃悠。此外，我还买了一部莱卡相机，这个相机可以用长镜头把远景拉近。我去汉堡中心的圣乔治区拍了一些穿着清凉、体态轻盈的妙龄女郎，事实上那些女人既不是妙龄少女，体态也不怎么轻盈。真不晓得德文怎么会用轻盈和少女等字根来形容那些女人。到了圣保利区，我帮美丽的安娜拍了一些照片。

安娜是我的舞台设计师，她帮我设计了《三人行》《迟来的愤怒》《大路》这三部戏的舞台。真是见鬼，我连对她都有一股罪恶感。因为之前导演另一部大戏时，剧院硬是挑了另一位舞台设计师给我，而我竟然没有为她争取这个机会。此刻我非得拜访她不可。

我帮她拍了很美的照片，可惜后来竟然不小心被我删掉了。

我在圣乔治区照了一堆照片，后来兴奋得睡不着，忽然想起自己应该多运动，于是穿上新的网球装。全白的网球装带点红和黑，真是专家的搭配。我带着崭新的球拍前往汉堡郊区宁恩多夫，德文"郊区"这个词是抄袭美国人的，真是古板得一点创意也没有。

我曾经是那里的网球俱乐部的会员，俱乐部的全名叫做"宁恩多夫体操暨运动协会"，简称叫做 HTSV。我一开始参加的是协会的柔道课，后来改成排球，最后选了网球。我去那里是因为那里有一堵球墙，可以自己一个人练球。我七点钟就到了俱乐部。

令我吃一惊的是，早有两个硬朗的老人捷足先登了。他们的球技还不赖。其中一位老先生对我说，等他的伙伴下场后，他可以跟我打一场。好啊，非常乐意！我使尽吃奶的力气练球，在墙的两侧来回奔跑着接球。

球场左边就是我中学读的学校。听到学校的钟声，我突发奇想，很想看看我大学会考的考卷。这件事我老早就想做了，尤其想看德文考卷。现在想起来仍然觉得事有蹊跷，我其实那时已经病了。德文科

试题考了剧作家雅各布·米歇尔·莱茵霍尔德·伦茨（Jakob Michael Reinhold Lenz）的作品《宫廷教师》（*Hofmeister*）。那个剧作家也是个疯子。大学会考的那段时间，应该是我躁狂第一次发作。我现在才恍然大悟。

我才刚得意洋洋地踏入校园，就见到一些以前的老师。我觉得很好玩，也很开心。但是到了秘书室就一点也不好玩了。以前也是这样，现在还是老样子。我要干吗？秘书用狐疑又自大的眼神打量着我，那个样子和我的生物老师一模一样。我的生物老师是现任校长，他看见我进秘书室时，也是大吃一惊。这样更好，我可以跟他汇报一下我来这里的目的。他听完后，一副不以为然的样子，而且马上搬出校规。

"这并不是寻常小事，如果每个人都要……"

我以前就爱死这句话了！如果每个人都恣意妄为该怎么办？

他显然知道我以前就是个烦人精，就算我脑袋里没有山雀，也会死咬着猎物不放。于是他请我先离开，并且答应我会想办法给我解决。外头刚好有个黑人小孩站在门口哭，看起来应该是五年级的新生。

"我的鞋子不见了。我找不到我的运动鞋。在家明明还看见了的！"

这怎么可以。我对他说我可以帮他找，跟校长告别后，我带着他上了我的奔驰车。他的不安深深触动了我，也让我想起曾经的自己。我们以蜗牛的速度行驶在附近的住宅区。我有一辈子那么长的时间来问他问题。你来这所学校多久了？你最喜欢上哪个老师的课？最讨厌哪个老师的课？他说最喜欢上维蓝特先生的课。这也难怪，他原本就是我最喜欢的戏剧老师，还娶了一个黑人舞蹈家当老婆。我们后来在那个男孩的家门口找到了装着鞋子的运动包。回到学校后，我们穿过整个校园到他上课的教室。我看到了校舍的改变，还遇到了几个以前教过我的老师。

我在一间教室看到沙特曼先生站在讲台上，他正在上生物课。

时光好像瞬间倒流，我又回到了从前，就像是刚刚去上了个厕所，再回到教室一样。

"你现在在做什么，混小子？"

"喔，在戏剧界啦。"

"还挺适合你的。"

这个场面有点像是特别的同学会，只是少了一些烦人的同学而已。

我陷入儿时的回忆，同时也觉得自己无比成熟。我做到了，我成功了。虽然这条路我走得并不轻松，但是在专家的地位上坐得很稳。看看我，摸摸我的脉搏，站在这里的是真真正正的我。我用我的精力、我的魅力和我的聪明才智造就了这一切。但是你们呢？你们还窝在老家，太可爱了吧。

走到操场时，刚好那个小男孩的班上完体育课。他一言不发地走过来，又马上跑回同学那里去了。我愉快地上车，离开这昔日的故地。

这段美好的小插曲带给我的安抚人心的力量无法持续很久，我与他人之间的那条鸿沟大到令人无法承受。没有人跟得上我的脚步，我奔跑的速度太快了。所有人到最后都被我折腾得筋疲力竭，他们觉得自己简直就是螳臂挡车。最可怜的是埃达，她不停地劝我去医院看病。最典型也最好笑的发病症状就是我购物的时候有收集名片的怪癖。在我眼里，购物时见到的任何人脑袋里都住了只山雀，没过多久，我就能收集到一堆名片。我像得了强迫症一样，觉得不收集我就会死，更何况收集名片也蛮好玩的。

其实我心里清楚得很，我必须停止这一切的行为，不能任由情况恶化下去。如果再不采取任何手段，情况只会越来越糟糕。

单打独斗是没有用的。我需要专业的医生和专业的医疗。锂盐也许会有帮助，至少网络上是这么写的。涅槃乐队（Nirvana）的歌手科特·柯本甚至用这个主题写了一首歌。这首歌听起来还不错，我也曾

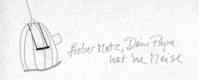

经是这个乐团的粉丝。我觉得最不愿意接受的就是找治疗师来医治我，打死我，我也不想接受谈话治疗，尤其是那种小组谈话。天晓得我已经讲了几百万次还是几千万次现在的事和过去的故事。

我和你妈妈一起去了之前的学校。我答应她做完这件事就去汉堡大学教学医院治疗。幸好我的考卷没有当初担心的那样差，终于可以松一口气。校长看到有人陪我来，也松了一口气。后来我们终于去了汉堡大学教学医院精神科报到。我很害怕把自己交到医院手上，我想自己决定自己的生活方式。那天是星期四，我们等了很久才有医生来。我向他解释了发生的一切。他听完后跟我说只能暂时把我安置在封闭式病房，所有的开放式病房都满了，可能要星期一以后才有空病房。

狗屎！我不想等那么久。埃达已经被我弄到快精神崩溃了。

有我这个超级烦人的心理变态在身边，她到现在还没发疯，真是奇迹！可见她真的很勇敢。不行，我今天一定得做些改变，不然一切都毁了。

于是我来到了在汉堡凡恩斯多夫区的封闭式医疗站。

现在你知道事情的始末了。

我真希望把以前写给你的信复印下来，如此我就永远不必再重复讲这些故事了，去看医生的时候，我只要把那些纸摆在桌上就好了。

我正在寻找自己想要的生活方式，也在寻求谅解。我多么希望无须多做解释，就能得到他人的谅解。我想这只是个愚蠢的愿望罢了。

爱你。

你的爸爸

想念米玛

亲爱的马兹：

　　今天真是美好的一天！跟你讲电话，听到你的声音，还知道你在外婆那里过得很好，我真的很开心。但是我也有点忧伤，别担心，这是正常现象。其实我真的替你感到高兴，你有这么棒的外婆，她不但带你去海边沙滩，还知道你的愿望是什么。

　　我像你这么大的时候，米玛外婆也对我这么好。她在圣彼德奥尔丁的房子就是我的避风港。

　　对我来说，米玛去年冬天去世以后，很多美好的事情都跟着消失了。医生认为她的死可能也是诱发我得抑郁症的原因之一。总之，自从米玛走了以后，我觉得自己再也不能当小孩子了。

　　其实我早就不是小孩子了，我是你的爸爸。但在我妈妈眼里，尤其是在米玛眼里，我永远是小孩。你也会永远是我的小孩。

　　以前我很讨厌被当成小孩看待，因为所有的小孩

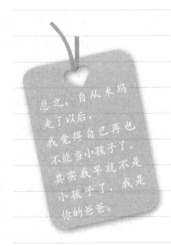

总之，自从米玛走了以后，我觉得自己再也不能当小孩子了。其实我早就不是小孩子了，我是你的爸爸。

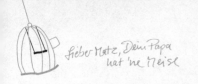

都没有被大人认真对待。偶尔我也会很享受当小孩的感觉，可惜现在不能当小孩了。

我想念米玛，我真的很想念她。我想念她家的房间，斜屋顶下放着床、彩色桦树叶的壁纸、鹅状的台灯，以及可以从书柜里拉出来的书桌。小小的书柜里摆着发黄的日记、康萨利克（Heinz G.Konsalik）、齐美尔（Georg Simmel）与基雄（Ephraim Kishon）的作品，还有东德时期的童话书。柜子上面还有一个象牙做的非洲小斧头。最下面的抽屉放着我以前在沙滩上收集的东西，摊在一条纱巾上面：一个大刀蛏、一个海扇蛤和一块嵌着旧钉子的烂木头，这块木头看起来像老旧的晶体管收音机。

地上的长毛地毯以前是白的，后来因为狗撒尿，变成了黄色。米玛前后养了三条狗，第一条叫做班迪特，接下来那条叫做墨菲，最后一条简直是疯狗，名叫佑斯特爵士。那是一条长毛腊肠狗，不晓得从哪儿学来的，还以为自己可以咬坏飞速行驶的轮胎呢。它经常像被毒狼蛛咬得中毒了一样，总是疯狂地跟着车跑。后来克里斯提扬舅舅在家门口开车时不小心把它轧死了，只能说这是它的劫数。唉，命运真是悲惨！这是米玛最后养的一条狗，也是我的最后一条狗。

厨房和餐厅弥漫着布丁、烤土司、蛋白甜饼、洋葱、牛肉汤，还有剩菜的味道。客厅的矮柜子中间放了甜点和零食，矮柜上有一个木头的雪茄架，还有一台收音机。起居阅读室里有一幅油画，还有一个黄铜做的沙漏。坐在客厅的灰色绒布沙发上，就可以透过大窗户看见外面的景色。车库里放满了脚踏车，我有好一段时间都相信车库里面住了只袋鼠，都怪汉斯彼得，他总是给我讲神神秘秘的故事。

克里斯提扬舅舅和丽薇可的房子就在隔壁，他们家总有客人来拜访，屋子里常常充满欢声笑声。我吃晚饭前老喜欢跑去他家玩，到吃晚饭了，才回到米玛家。晚餐有炖牛肉和煎马铃薯，吃完还有一块超大的国王蛋卷冰。我不晓得现在还有没有这种冰卖，这种蛋卷冰里面有各种口味的冰淇淋，还有鲜奶油和巧克力碎片。

真想再当一次受宠的王子。晚上我会和米玛一起看电视。宽敞的浴室天花板上有个红色的大灯，灯箱里有不同颜色的光源，就看你是需要冷冷的日光灯还是暖暖的黄灯，抑或是感冒时照的红外线灯，只要拉下灰色的塑料开关，就可以调整光的颜色和强度。墙上还有一个定时器，它跟所有的时钟一样，吵到人心烦。定时器在关灯时发出的响声大到可以让人耳聋。早上米玛来叫我时，只会把我的房门打开，她就径自下楼去了。接着我就能闻到茶和烤面包的香味，就算我不想起来，肚子里的小馋虫也会爬起来的。土司会放在桌上的锡盘里，再加上一个水煮蛋，那是那只头上有个彩色小毛毡的母鸡生的，另外还有放在银色餐巾盘里的白色餐巾。

我吃得津津有味，一边吃着，一边听米玛讲她和家人的故事。她在罗斯托克与她的兄弟姐妹一起度过了愉快的童年。十八岁时她考了驾照，是家里第一个拿到驾照的女孩。她提到在莱比锡书店当学徒的日子；在战乱时期与身在俄国克里米亚岛的外公结识；战后在艾德施泰特又生活了几年，圣彼德奥尔丁就在这个半岛上。

她说到很多名字和数据。米玛聊起过去的人物时，总会拿后来我们认识的人做比较，例如她的孩子、孙子和亲戚的名字，所以我总能清楚记下这些故事里的人物，故事也因此变得清晰有趣。最有意思的故事就是她拒绝别人向她求爱的故事，那些被回绝的人当然不是我们家的人啦。

她说故事的时候，说得清楚又精彩，简直活灵活现，而且她说话条理清晰，一针见血。从她的故事里我可以感受到她对家人深深的爱，那是任何人和任何事都无法阻挡的爱。我可以听她说好几个小时，怎么听也听不腻。我以前可以在她那里待上好几个星期也不会觉得无聊。

这一切都不存在了。你现在还不明白这种感觉，况且你有与我不同的记忆。

佛劳可、汉斯彼得与克里斯提扬把房子改造了一下，租给了来度假的游客。他们不得不这么做，因为他们没有办法继续负担房子的保养费。我知道他们没有恶意，但是这么做让我很伤心。我觉得自己好像被赶出了乐园，就像被人从巢穴里丢出来一样。米玛去世之后的几个星期，他们要处理她的遗物，我只想把所有熟悉的物品紧紧抓住，牢牢贴在心里。我希望房子能保持原状，像我以前在屋子里住时一样，只有这样我才有安全感。

幸好我后来救出了几样重要的东西，现在这些东西摆在我们家里。我们餐厅挂的那幅油画，还有我看书时坐的沙发；沙漏、餐巾盘和你拿杯子时用来垫脚的红色凳子，都是从米玛的厨房里拿来的。但是不论怎样，米玛房子里的气味永远消失了。

虽然看到这些东西会让我想起米玛已经不在人世，但是我并没有触物伤情。这些东西反倒给我一丝慰藉，它们传递给我的是随着米玛的去世也一并消失的那种被呵护感。

幸好，你还不用想那么长远的事。我希望你有很长很长的时间，来享受那种被呵护的感觉。现代人活得越来越久了，希望我也可以活很久很久。

希望如此。

爸爸

第十九封信

熟悉的陌生感

亲爱的马兹：

　　沃尔夫冈跟我说他家在医院旁边，有一艘漂亮的独木舟。

　　"那太好了，我们还坐在这里等什么？"我问他。现在正好是夏天，湖泊正在召唤我们呢！沃尔夫冈支支吾吾，说船还放在船屋里，要先想办法把它运出来。他到现在还没找到合适的时间做这件事，唉！而且船并不是他的，弄了半天是他岳父的。

　　"那又如何？没关系吧。"

　　不晓得过了多久，他忽然心血来潮，找我去运船，于是我赶紧在黑板上写上："许洛瑟和沃尔夫冈要去划独木舟，他们打算在水上欣赏城市风光。虽然他们不一定能顿悟出人生的大道理，但是我敢保证这可以让他们换个角度看事情。如果有幸能晒黑一点的话，他们肯定更快活。他们会准时回家吃晚饭的。"

　　"回家"！我竟然用"回家"这个词！老实说，

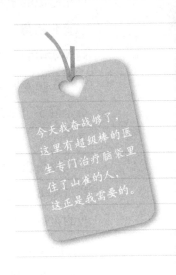

今天我奋战够了，这里有超级棒的医生专门治疗脑袋里住了山雀的人，这正是我需要的。

105

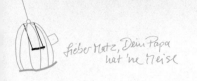

尽管我一直很讨厌待在这个地方，但是这里的确是我现在的家。无所谓了。

外头阳光和煦，我们兴致勃勃地出发了。船屋里散发出闷湿的木头气息和塑料味，还混杂了点灰尘和亮光漆的味道。它有点像我住在柏史得特的祖父母家的花园小木屋的味道。这也让我想起了花园里那棵不准我爬的樱桃树，还有只准看不准玩的下雨天接水用的大桶子，以及我睡午觉的小隔间。

木屋里面好闷热，不过，四五岁的我中午压根不想午睡，祖母因为我不肯午睡，每次总是很生气。大我四岁的堂哥想不通我为什么这么毛躁。他跟我完全不一样，不是看布什熊儿童杂志，就是画画。

我当时还不会阅读，就算画画，也只是勾画一些很简单的粗线条，不过我还是很喜欢画喷射机、宇宙飞船还有海盗船。外面那条花园里的小路上有个水龙头，我像着了魔一样特别喜欢开水龙头。闭上眼睛，让沁心凉的水从脸上滑落下来，舒服极了，简直舒服得忘记自己是谁，一直到祖母和邻居跑来骂我，他们总是破坏我的理想国，又会把我带回现实中的小木屋。

在蔬果园里居住可得严格遵守中午午休的规矩。我和你一样，也是个静不下来的人。自从跟你相处了一段时间之后，我就不生他们的气了。

我很想念他们花园那些灌木丛，也很怀念中午时大家一起玩德国轮盘游戏的时光。轮盘游戏据说是扑克游戏的前身。说不定有一天，我的祖母会把她的游戏轮盘送给我们，我们也可以跟她一起玩。

沃尔夫冈的船放在很不起眼的地方，看来这艘船很久没下水了。我们把包船的帆布拆开，感觉很像在拆一个超大的生日礼物，哈哈！然后我们把它抬到船坞。微风轻拂着我的鼻子，温暖的阳光照在脸上，真是舒服至极，无可比拟！

我们带了一些水和苹果。你一定会问："爸爸什么时候开始吃水果了？"从今天起开始的呀！真好吃，我以前竟然不吃水果，真是搞不懂我自己。既简单又天然的食物，这就是我现在需要的。

我们把船运到阿尔斯特湖。从水面上欣赏风景真是别有一番风味，虽然这个城市对于我来说，已经很熟悉了，但是从船上看它依然带着点陌生感。我有种度假的感觉，又仿佛置身在电影的场景里，于是我开始装模作样地摆起了姿势。你知道人为什么要摆姿势吗？摆姿势是为了让人留下深刻印象。

我在剧院里常常能看到演员摆姿势，所以有时候我也会不知不觉摆起姿势，比如此刻我在滑行中的独木舟上就摆了个英雄的姿势。

我们两人几乎没有交谈，其实也没必要交谈，有时候我们只要看对方一眼，就知道对方在想什么。其实我们两人不怎么熟，不过，我们的经历很像，挣扎过程也很像，所以有种同盟战友的感觉。这种感同身受是肉眼看不到的。

回到船屋，我们把船清理得很干净，重新包得整整齐齐，不知道的人还以为我们要毁掉使用了它的证据呢。这也许是沃尔夫冈的精神病症状之一。任何东西他都要排得整整齐齐，不然他会抓狂，而且没有办法克制住。很多人都有这个毛病，医生说这叫做"强迫症"。

我的主治医生把我介绍给院长时是这么说的："这是许洛瑟先生。许洛瑟先生正在寻找一个适合自己的生活方式。"这句话说得没错，但是他说话的样子有点奇怪。更奇怪的是，竟然有人会用这种方式发表对他人的评论。他说话的样子让我觉得他好像在说："这只猴子叫做许洛瑟，他找那些藏起来的花生已经找了好几个星期。"他的语气让我觉得这里像动物实验中心或者动物园。是的，这里就是人类动物园。说来也怪，他只是把我跟他讲的话重复说了一遍而已，我怎么会有这种想法呢？也许我才是在乎形式的偏执狂。

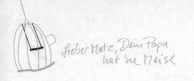

我曾经告诉过你专家的颜色一般只有红、黑、白、银。你仔细观察就会发现，所有大公司或政党都会用这些颜色来做商标，例如：可口可乐、万宝路、微软、家乐氏、德国储蓄银行、维珍航空、社会民主党、国际旅游联盟、AEG 电器、德国铁路、3M 公司等。所以我才要开红色的车、穿黑色西装、用银色钢笔。

有一个很有名的舞台设计师阿瑟·曼泰（Axel Manthey）曾经对他的学生说过这样一句话："如果你不知道怎么做的话，用红色就对了！"我完全赞成这个人的话。红色到哪里都好用，不只是舞台上。

我怎么会提到这个？对了，本来想跟你谈谈方式。"许洛瑟先生还在找他的生活方式。"意思是说我现在没生活方式吗？还是跑到方式以外了？算了，重要的是他人是否允许你以这个方式出现。待人接物可以过于自由吗？就像我以前一样？我可以随心所欲，想到什么就做什么吗？还是我该想想这会不会影响到"正常"关系？

随心所欲当然是不怎么可行的，因为我们要尊重别人的界限。不过我不是要谈这个。我还是想当心灵的秘密使者，从无到有，掌握事情发生的当下，然后迅速又优雅地消失得无影无踪。就像爱神那样……爱的使者。

对了，画家鲁本斯画了一张很棒的画。就是那个画了很多胖女人的画家。他画的爱神骑在海豚上！太有才了！我这个爱的使者应该骑在永不休眠的海豚上！

回到医院时，其他人盯着我们看，好像我们是外星人一样。他们一定是太羡慕我们了，因为他们很久没有经历过这么棒的活动了。

我无视他们嫉妒又羡慕的眼神，我想告诉所有人划船是多么美妙的事情。其实每个人都可以成为给自己创造快乐的铁匠、面包烘焙师或木匠。

总之，人都要为自己的快乐付出一点代价，特别是要勇于尝试。

我可以理解，因为这对很多人来说都很难，人会因为恐惧和担忧而永远跨不出第一步，不是吗？我一开始也不敢来这里的，我也怕自己成了悲惨骑士唐吉诃德。我们一起读过这本书吧？好像没有哦。讲的是一个来自西班牙的年轻男子的故事，他找了很多有关骑士的书籍来读，全数读完后，就以为自己也是个骑士。他把他的老马改叫战马，最后还大战风车。所以现在德文用"大战风车"来形容一个人正在打一场毫无胜算的战役。这也是我的切身感受。

我曾经对抗一些看似重要的人和事，其实它们非常微不足道，就像我对抗门外汉那样。

今天我奋战够了，我对抗了沃尔夫冈的推脱、对抗了水的阻力，还对抗了怀疑自己是否该来这里的不安。

这里有超级棒的医生专门治疗脑袋里住了山雀的人，这正是我所需要的。

晚安！

爸爸

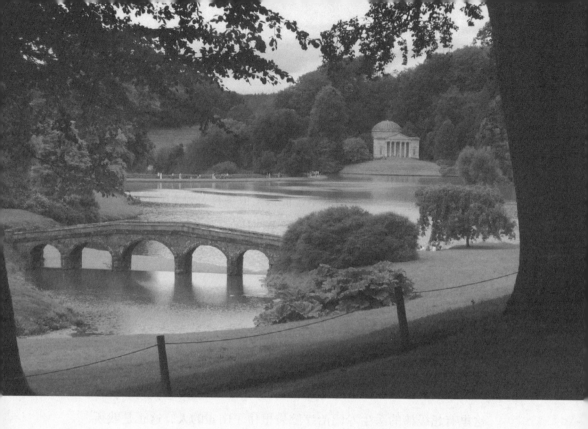

我们把船运到阿尔斯特湖。
从水面上欣赏风景真是别有一番风味，
虽然这个城市对于我来说，
已经很熟悉了，
但是从船上看它依然带着点陌生感。

第二十封信

被遥控的火箭

亲爱的马兹：

　　我好久没睡这么沉了，而且这次竟然不用吃安眠药！现在山雀在我脑袋里飞的速度比以前慢了许多，所以现在我能感觉得到自己身体的存在，也能厘清过去这几个星期我是如何使唤我的身体的。我的身体在这段时间可做了不少事，散步、跑步、狂奔、旋转、跳舞、跳跃、唱歌、吼叫、大笑、大哭，而且我还工作了很长时间，忙到三更半夜是家常便饭。

　　我也喝了很多酒，下午喝生啤酒、黑啤酒、白酒和鸡尾酒，晚上喝红酒，深夜喝威士忌。只要是能喝的，我都喝了下去。我从来没有这么清醒过，现在我可以清楚感觉到身体的每一条纤细的肌肉，甚至每一个细胞。这种感觉真是太棒了！

　　最棒的是我的脑袋渐渐可以冷静下来了。之前我的脑子简直一团糟，好像有个人在我头上钻了成千上万个孔，好像要把我脑子里的东西全都榨出来，而且

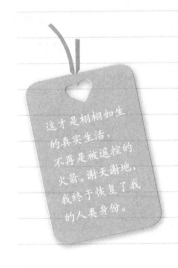

这才是栩栩如生的真实生活，不再是被遥控的火箭。谢天谢地，我终于恢复了我的人类身份。

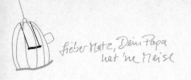

持续好几个小时都是这样。那情形有点像用遥控器不停地换台，下一个台、下一个台、下一个台，可是遥控器却不在我手中，没办法自己控制它。

数不清的画面在我脑中快速闪过，最后只剩下不同色彩组成的待机画面。现在那些不停换台的画面停了下来，四周一片宁静。此刻的我脑袋中放映的是一部祥和的动物片。听起来很惨吗？其实一点也不惨，而且还棒得很呢！这种影片只有一种画面和一个视角，非常有助于休养。

这才是栩栩如生的真实生活，不再是被遥控的火箭。谢天谢地，我终于恢复了我的人类身份。

我一会儿就去公园的老地方坐一下，什么事都不做！不看书、不写作、不画画、不思考，什么事都不做。这对我来说是种全新的体验。

我真是不敢相信，但是这一切都是真的。

我的感觉是如此真实。

出发去公园了。去看看人、观察观察大自然。

仅仅纯粹地待在那里，纯粹地活着。

真好。

爸爸

重 逢

哈啰，马兹：

昨天下午苏菲来看我了。前天知道她要来看我的消息，我高兴极了，吃完午饭后我的心情雀跃得不得了。我们好几年前就失去了联系，自从那个晚上我们见过面后，就从未交谈过。这可是她第一次主动来这里看我。我和玛丽亚一起抽着烟，给她讲我和苏菲之间的故事。我们青梅竹马，以前玩弹珠时，她还狠狠地揍过我一拳，因为我动手脚想陷害她的朋友。

十六岁那年，在教父裴尔家过复活节时，我就爱上同年龄的她了。只是我们花了好长一段时间，借着旅行的机会才成为情侣。接下来好几年的时间，我们都难分难舍，形影不离。我还提到后来分手的情形，也聊到我们并没有跟彼此好好告别。往事重提让我有些焦虑，所以我又到附近走了一圈。

我在一条安静的小巷子遇到了一个男人，他站在一栋房子门前，看来是个房屋中介商。肯定是的，我

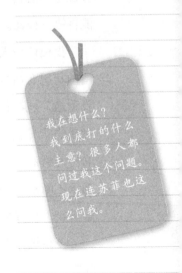

我在想什么？我到底打的什么主意？很多人都问过我这个问题。现在连苏菲也这么问我。

直视他眼睛的时候，他马上以为我是跟他约好来看房的顾客呢。

"我们有……"

"是啊，我们约好的。"我还凑过去跟他握了握手。

他带着我参观那栋有六个房间的明亮别墅，别墅里还有其他设施。我跟着他在房子里溜达，假装嫌东嫌西的样子。

"我还要考虑一下。最后的决定还得征得我太太的同意。"

"那当然。"

"是啊，当然。"

我把我的新亚麻名片送到他的手上后，不慌不忙地离开那里。后来在楼梯间遇见一个和我一样穿着黑西装和白衬衫的男人。

我买了一些花，准备送给苏菲，之后又慢慢溜达回医院。见面的时刻终于来临了。

我们在一棵大栗树下的板凳上坐着，我们就这样静静地坐了好久，没人想用语言破坏这美好的寂静时刻。苏菲做事比我干脆多了，她跟我说她不想待太久。我不想让她走，我再也不想跟她分开了，我们不能再错过彼此。最后她还是走了，她走之前给了我一封信。

我独自一人坐在板凳上，开始看她写给我的信。虽然这几天我的精神状况有所好转，但还是要花点工夫才能专心看下去。她很高兴与我重逢，她在信中这样写道。她希望我给自己一点时间好好静养。她对我的状况感到非常震惊。我开始啜泣，因为现在我才渐渐理解自己的行为给他人造成了什么样的伤害。轻浮、冥顽不灵、不顾他人感受。泪水不断滑下我的脸颊，我的情绪难以平抚，路过的人都不好意思正眼看我。我真是个白痴！

我在想什么呢？我到底打的是什么主意呢？很多人都问过我这个问题。

现在连苏菲也这么问我。我怎么知道！我只想求得她的原谅，我只希望找回我们彼此间的亲密关系，重新回到彼此身边。我知道是我太贪心了，正因为觉得我们是一体的，是天作之合，在彼此心中的地位无可取代，所以我的要求才会这么多。

说不定这只是我一厢情愿，就因为她是唯一完全了解我的人，就因为我踏入戏剧界前就认识她了，所以我想回到过去从根源开始寻找自己？问题是，就算她是我要找的根源又如何？

万一苏菲根本不想跟我回到过去呢？我不想再伤害任何人了，再也不要。

我想，这样是行不通的。

不行，这不可行。

爸爸

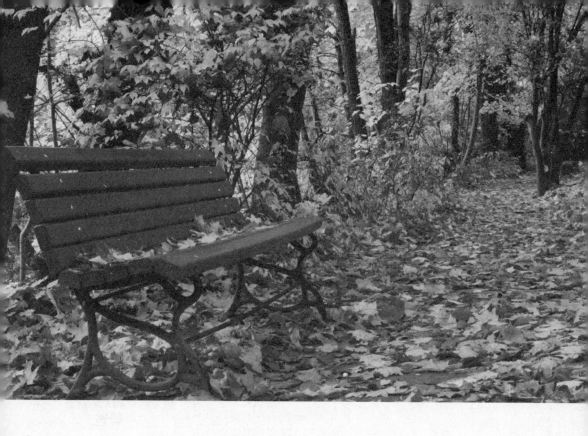

我们在一棵大栗树下的板凳上坐着，
我们就这样静静地坐了好久，
没人想用语言破坏这美好的寂静时刻。

第二十二封信
山雀筑巢那年

啊，马兹：

你知道苏菲为什么要带《丁丁历险记》来给我看吗？那是因为我曾经对她透露我的秘密计划。当时想出这个计划，是因为不想接受治疗。我的秘密计划是逃往加拿大。我同父异母的弟弟住在那里，虽然我跟他一点也不熟，可是我可以从那里前往阿拉斯加。这听起来也许有点愚蠢，但是我特别向往广袤空间和无比自由的感觉。既然内在的空间和自由都找不到，至少要找一些外在的东西来满足自己。

其实这个想法并不是山雀来筑巢后才有的，我酝酿很久了。对我来说，要区分哪些想法是因为山雀捣蛋才产生的、哪些想法源于我本身的性格，不是件容易的事。就连医生也觉得难以区分。

况且那只疯狂的山雀并不是现在才飞来的，而是大学会考的前半年找上我的。而且考完那年的夏天迹象还挺明显的，不过可能那时还不够严重吧。

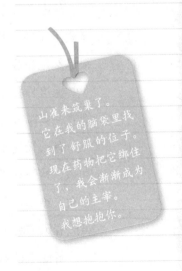

山雀来筑巢了。它在我的脑袋里找到了舒服的位子。现在药物把它绑住了，我会渐渐成为自己的主宰。我想抱抱你。

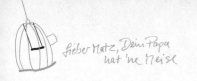

那年我十九岁，已经是有车一族，我挺骄傲的。我的车是大众高尔夫第一代，外壳是鲜红色的，内装是咖啡色的。我感到前所未有的自由，整天开着车到处跑，只有睡觉时才回家。

我的死党西蒙已经有自己的安乐窝了。他爱玩音乐，才刚组了一个乐团。虽然我不会乐器，但是每次他们练习我一定到场，我还会帮他们写词。其实我很想唱歌，可惜我不敢。我读的学校里没有什么文化团体，没有朋克族、光头党，也没有摩斯族（Mods）。学生的兴趣爱好还蛮相同的，都是新嬉皮和跟着潮流走的年轻人。

这些人的家境小康，家教还算不错，在教堂聚会时会正襟危坐，到了父母不在场的派对上就变得肆无忌惮。有些学生还会比赛喝酒，谁喝得多，谁就是英雄。也有些学生抽大麻，我就是其中一个。

抽大麻说起来挺悲哀的，它简直跟火车站那些有毒瘾的人一样，为了闻闻毒气就跟其他吸毒者鬼混，也不管自己到底喜不喜欢这些人。我们根本没空搭理这些事情，反正大家都这样。

从七年级起，我陆陆续续爱上莎拉好几次。抽大麻的那段时间我又爱上了她，我之前已经暗恋她一整年了，当时再次为她疯狂。但是很显然她在我、裴尔和其他的英雄之间，不知道选谁。

她这样摇摆不定的，让我很痛苦，有时她跟我走得很近，有时又把我一脚踹开。这实在让我难受死了，希望以后你不会遇到这种事。

有一天晚上，丝凡嘉出现了，她和莎拉是完全相反的两个类型的女孩。接下来的几个星期我们简直形影不离，我们两个加上西蒙和他的女友雅娜，做什么事都结伴而行，我们简直就是名副其实的四人帮。虽然春天的晚上温度很低，我们还是冒着低温去巴格湖烤肉。

其他人都累得睡着了，只有我还醒着，不是看书就是画画或轻轻弹着吉他。我的脑子里总是有一堆乱七八糟的事情。

在学校里，当大家关注的焦点都是即将来临的大学会考时，我还在自己的世界里打转。课间我会光脚坐在我的车里，开着车门弹吉他。其他同学认真积极备考的状态，在我看来简直就像耍把戏，全是一堆小鼻子小眼睛的迂腐怪胎，他们真应该打开眼睛好好观察一下这个世界。如果有人对我放荡不羁、玩世不恭的态度有意见，我就会反应激烈，甚至很有攻击性。同学问我为什么打赤脚，我会用脏话回报他们，然后一副流氓样离开教室。

我夸张的行径让同学们张口结舌，也让生物老师哑口无言。学校对我来说成了与时代潮流不合拍的儿戏场所，完全跟不上我的脚步。其他学生都在演奥谷斯堡布偶剧时，而我已经在演独一无二的小恐龙乌尔蒙了。还不只这样，情况比这更糟糕，这些人只是剪影，而且是坏蛋的剪影，是平凡无奇的角色。

我就不一样了，我超越万物，是个唯美的灵魂，是个向往纯洁与真理的角色。我买衣服、买书、买音乐、买影片，而且我有创意和源源不绝的想法。

我和西蒙想开个兼职工作介绍中心。事情清楚得很，我们不愿自己去超市整理货架，宁愿介绍别人去做这些，然后从中获利。我们老早就买了手机。为什么天下所有的事都会拖延？学校里那时还没有半个人拥有手机呢。唉！一群门外汉！学校根本不适合社交活动，一点创意都没有。

我是一只海豚。

我周围的朋友越来越担心我。裴尔约我吃晚饭，无奈地看着我，一言不发。

他说他快不认识我了。我忍不住大笑。当然不认识了，你根本不知道世界上发生了什么事。你应该是嫉妒我或羡慕我吧？

我觉得自己好得很，可是我找不到人可以跟我一起分享喜悦。我没有办法消除他的疑虑，因为我根本不懂他在担心什么。我慷慨地对

他说他可以加入我的世界，其实我也不知道自己在说什么。

西蒙去睡觉后，我把和裴尔的对话按照我的方式画成了漫画。我的问题多多少少对他产生了影响。尽管他的自我意识和行动力都很强，最后他还是受不了我。他的家人也开始担心他，因为他频繁逃课。有一次我们在裴尔的公寓里吸食迷幻蘑菇，它的毒性很强，会让吸食者产生幻觉。吸到一半，大伙正飘飘欲仙时，他突然冷酷地说要拿回他家的钥匙。

我吓了一大跳，那感觉就好像被一个权威人士拽着头发拉回家，到现在想起这件事我还心有余悸。看来那些小鼻子小眼睛的小人已经把他拉到他们那一国度了。他竟然在我们的叛逆高潮时刻离我而去，我对他有点失望。

我们夸张到把我的红色汽车喷成彩色，还在车顶上画了那齐士和戈特孟那是我当时非常喜欢的赫尔曼·黑塞（Hermann Hesse）作品中的两个角色。我们在车尾画了大麻叶，车轮上还漆了我们的手机号码。那些号码现在已经变成空号了。

因为车身显眼，警察每晚都要拦我两次。我的继父愤怒到了极点，命令我把车子弄干净。我们的造反行为只留下了各种苦头和恐惧。我们清理了四个小时，用了六升的汽车烤漆，还是无法清除所有痕迹。有两次我差点因为恶心的化学气味吐出来了。

我突然为过去几个星期的荒唐行径感到不安，内心充满了深深的罪恶感。我就像菲利克斯·克鲁尔一样，成了一个卑贱的欺骗者。

过去的几个星期，我没有半件事情做得光彩。我勉强参加了大学会考，深信自己不可能考得太好。我所做的一切都是骗人的把戏，我不想参加毕业活动的策划，我事事无主见，只担心我的骗局被人揭穿。我经常静静地杵着不动，心不在焉，我魂不守舍地过了很长很长一段时间。

生物课口语考试的时候，我一个字都挤不出来，这在我求学过程中是史无前例的。考试委员从没见过我哑口无言的样子，他们抱着好玩的心态，给我一个刚好及格的分数，然后让我回家。对他们来说也许很好玩！他们应该让我挂科的，应该对我说："你可骗不了我们。"至少那对我来说是个警告。他们自以为这么做是给我恩惠，其实他们这么做只能把事情弄得更糟糕。

从那之后，我无法好好睡觉。海豚变成了比目鱼，潜水潜得越来越深，真想把自己藏起来，可我毫无藏身之地，至少当时是没有的。事情一件又一件接踵而来，结业日、毕业整人日、颁发成绩单、跨班狂欢和毕业生舞会。

我也渴望结束，我想把自己关起来。上课对我来说是种折磨，其他同学也变得很陌生，他们兴高采烈的心情反而让我觉得很难过。就连那些非常不受欢迎或不起眼的同学也兴高采烈地庆祝毕业的到来。

回首这段校园生活，我完全找不到任何正面支持或是半点安慰，后面是一片荒漠，前面是万丈深渊。我看见自己孤独地站在一条漫长的长廊上，凝望四周。我不安地寻觅着可以立足的地方，一个可以指引我方向的地方。我对任何人都没有感觉，对自己更没有感觉。

我的家人正在等待从美国来的安东尼表哥，他来之后会跟我同住一栋公寓，这是大家在汉斯彼得庆祝六十岁生日时约好的。当时没人相信真有人会遵守这个约定，连我都不敢相信这事会成。我和父母去买家具，我不仅对家具没有意见，对任何事都没有意见。我在宁恩多夫的一楼公寓，在医院后面，湿气很重。我的母亲不懂我为什么要找一楼的公寓。

她说我是"长在地上"的人。"长在地上"是她用来形容我过去几个月行为的特殊用语，因为我之前老是坐在地上吸烟、抽大麻，还把音乐开到震天响。

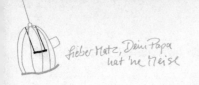

　　我一直想要搬出去住。现在呢？我像老虎一样巡视公寓里的房间，想象着在里面自由自在地生活。但是那个房子好像在嘲笑我，墙在对我眨眼，其他人都在摇头，班哈德的朋友，就是来帮我们铺地毯、装百叶窗的工人也在暗地偷笑：那个年轻小伙子连这都不会，他到底会什么啊？到处都是幸灾乐祸的人。

　　独自在公寓生活的第一天我简直要崩溃了。我在浴室的镜子里看见了一个悲哀的小丑、一个我不认识的鬼魂、一张让我害怕的面孔。

　　我不想这样活着。

　　半小时后我站在走廊上，手腕流着血，断断续续地对着电话筒喊："麻烦……你们……快……来……"裴尔和阳把我送到医院。医院的人帮我缝好伤口后，跟我说可以离开了。他们为什么没有要我住院呢？难道是因为我有两个朋友照顾我吗？裴尔陪我在公寓里待了一个晚上。我的手腕上扎着白色的绷带，它标记着我的失败。这个标记人人都能看见。我的家人认为整件事都是毒品惹的祸。

　　我当时没有留在医院。

　　我当时没有和任何精神科医生谈话。

　　我只是继续神游着。

　　山雀已经来筑巢了。

　　它在我的脑袋里找到了舒服的位子。

　　刚才它的翅膀被修剪了。

　　现在药物把它绑住了，我会渐渐成为自己的主宰。

　　我想抱抱你。

爸爸

第二十三封信
山雀惹的祸

亲爱的马兹：

今天汉斯彼得来看我了。

我知道你有点怕他，因为他的声音很大，又老是讲些小孩子听不懂的事。他之所以讲话这么大声，是因为他从前在印刷厂工作的缘故。

对了，你的海因兹外公也在印刷厂工作过，他主要负责排版工作，这个工作是为了让记者写的文章印到纸上。

汉斯彼得负责调颜料和监控印刷颜色的深浅。他还得留意印刷的字是否清晰易读，是否有脏污模糊的地方。他曾经带我去过印刷厂一次，印刷滚轮压过纸张时，发出的声音非常吵，好像几百辆垃圾车同时经过那么吵！

通常在这种地方工作的人都要戴耳罩。可是汉斯彼必须得和操作滚轮的工人解释一些问题，所以他常常不戴耳罩就在厂里走来走去。现在他的听力真的很

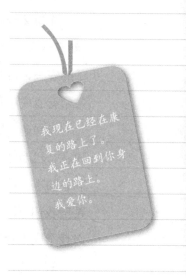

我现在已经在康复的路上了。
我正在回到你身边的路上。
我爱你。

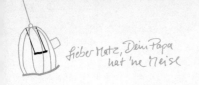

差，每次都要把电视机、收音机、电话和其他电器的音量调到最大声。

汉斯彼得是个聪明人，他非常了解当个另类的人是什么感觉，因为他从前也是个与众不同的人。他一出生就很特别，长得不像典型的北德人，倒像巴尔干半岛的人。他爸爸并不怎么喜欢他黑黝黝的头发。因为甲状腺的问题，北海边的气候并不怎么适合他，他只好去史来的寄宿学校上学。

我猜他当时可能觉得自己是被家人赶出去的。后来他自己跑到了更远的地方。他先去了柏林，后来到了芝加哥。他的三个小孩都是在芝加哥出生的，你已经认识山姆和安东尼了。我曾经跟你提过几次，他最大的儿子乔治和我一样，也有只山雀住在他脑袋里。

汉斯彼得后来自己一个人回到了德国，并搬到汉堡附近住，他的孩子没有和他一起回来。他回国的时候我已经比你现在还大了。

总之，我需要他的时候他都在我身边，他在我心目中的地位非常重要。我们长大一点的时候，会有那么一段时间无法了解自己的父母，也许你现在就感觉我们老是不放心你，又管太多。

身为父母就要对他们的孩子负责任。有些工地栏杆上的牌子会写"幼童闯入，父母需负法律责任"，就是这个道理。父母要时时注意孩子的安全，再加上他们可能会想起自己以前犯过的错误，因此"注意"常常就变成了孩子的枷锁。

我知道，这时候孩子会有种被束缚的感觉，我以前就有这种感觉，现在自己当了父母，才知道做父母多么不容易。要把握好度是非常不容易的事，孩子越大，这个尺度就越难把握，等你长大些就会明白的，希望我们可以一起渡过这个难关。如果你还是无法理解，我希望你可以找个大人谈谈心，也许你可以找裴尔叔叔，他和他妈妈一样既聪明又善解人意，我深信他会是很棒的倾听者。

不知道从什么时候开始，我已经没有兴趣跟佛劳可奶奶讲话了，我们两个简直无话可说，只要一说起事情来，我们就会吵架，最后总是弄得不欢而散。

我后来作决定都不会问她的意见。还好我有汉斯彼得，他是家族里最了解我的人。我们无话不谈，甚至可以聊有关山雀的话题。他的儿子好几年前就拒绝治疗了。我想，汉斯彼得一定很高兴我愿意接受治疗。

我们今天坐在医院管制栅栏对面的入口处的板凳上，真是夸张，那儿进进出出的车子又多又吵，可我们还是坐在那里抽烟聊天，一坐就是好几个小时。有好几次我忍不住哭了出来，因为突然领悟到，这一阵子我把自己弄得多糟糕，简直身心疲惫，简直是……是……是……狗屎！

对不起，我说脏话了，我自罚一欧元，可是我说的是真的。我现在应该跟你在足球场上踢球，跟你一起吃饭，念书给你听，跟你一起玩乐高积木，总之，跟你一起做什么都行。

可惜事与愿违，现在我什么也不可以跟你一起做。现在最重要的事是我得学习如何驾驭自己。终于明白大家口中说的失控是什么样的感觉。我试着重新控制自己，因为现在的我一下子高兴得不得了，一下子又悲伤得要命，总是难以自控。我的情绪变换非常快，没办法，都是脑袋里的山雀惹的祸。

你可能很想问，为什么吃了药，那只山雀还不走呢？那是因为找出最适合我的剂量，又能发挥作用的药，还需要一段时间。赛车想要开到理想的速度，也是需要一段时间试验的，因为赛车很灵敏，顺利上路之后也得继续观察一段时间。

我现在就处于试验期，医生正在我身上做试验，他们要试试看我是否已经能正常生活，而且还要确认我不会对自己或周围的人做出危险的举动。我也不想成为危险人物，我可不想再当一次危险人物了。

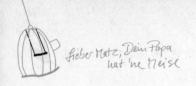
Lieber Matz, Dein Papa hat 'ne Meise

我知道以前我经常让自己陷入困境，例如睡眠不足、没有休息、挑战极限等。

我现在已经在康复的路上了。

我正在回到你身边的路上。

我爱你。

爸爸

第二十四封信
我想过正常人的生活

我亲爱的马兹：

我真的越来越安静了。看来山雀已经静下来了，至少大部分的时候静下来了。

这种平静的感觉对我来说有点诡异，我有种空洞感，就好像马达不只被关掉，而是整个被拆下来了一样。之前马达拼命转动的地方现在空空如也，只剩冷风飕飕吹过。

我希望能有个小小的马达，不一定是赛车那个级别，但至少要能上高速公路，而且也要能载一些乘客的那种。没有马达我怎么工作呢？

医生告诉我要有耐心，像我这种失衡状态的人得花一段时间才能找回平衡。

嗯，我得有耐心！我觉得自己像是踩了紧急刹车，原本快速狂野地转圈圈，现在突然被拦下来，结果重心不稳，打了个大大的跟跄，摇摇晃晃之后，我才重新站稳脚跟，脚跟是站稳了，心里可还得再晃一阵子。

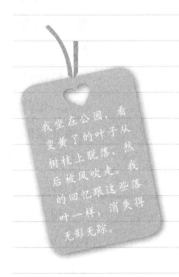

我坐在公园，看变黄了的叶子从树枝上脱落，然后被风吹走。我的回忆跟这些落叶一样，消失得无影无踪。

转圈圈比静止可有趣多了。我的问题就在于内心无法平静，所以我才需要来这里学习。

我很难改变自己的想法。表面上我已经适应了这里的生活，我越来越爱坐着发呆，运动也越来越少，看起来一副悲伤的样子，而且行为古怪。我现在的模样和刚入院的时候遇见的那些病人没什么两样。这种吓人的模样大概是杜鹃窝里专业的病人才会有。

我既无法打心底里感到伤心，也无法打从心底里感觉到快乐。我的状态什么都不是，我完全没有了感觉。我知道自己这样很不正常，但是我束手无策。

我真害怕就这样一直没有感觉。我终于理解了为什么有些病人誓死不愿吃药。昨天，史密兹先生就很不愿意吃药，六个人一起推门才打开了他的房门。史密兹先生虽然上了年纪，但是长得又高又壮。他的脑袋里铁定有只专业的山雀。为了抵抗服药，只要有看护来敲门，他就会使尽全身力气去挡门，于是越来越多的医生、护士、行政人员加入推门的阵容。他最后挨了好几针。也许他奋力抵抗是有原因的，也许他知道吃了药就会变成没感觉的行尸走肉。我不想抵抗，我只想离开这里。

精神科教授说我能及早发现病状很幸运。越早发现，治愈的希望越大，也就是回到正常生活的概率越高。我想过正常人的生活，我想过最正常的生活，也就是人们最羡慕的安稳而美好的生活。我愿意为此付出一切代价，就算服药会让我变得麻木，我也在所不惜。我现在可以睡一整天，连午觉都睡，简直跟我的祖母没什么两样。

现在我变得什么事都不在乎了。我坐在公园，看变黄了的叶子从树枝上脱落，然后被风吹走。我的回忆跟这些落叶一样，消失得无影无踪。

这真的很奇怪，因为前几个月，也就是山雀发威的时候，我还觉得所有的记忆都跟水晶一样，鲜明得不得了。喝的水也要这样才够味，晶莹剔透又沁心凉。我在这里只能喝到温温的矿泉水，气泡也只有一点点，感觉像是开瓶十几天的汽水。奇怪的是，我竟然不会因为这点小事激动了。

　　我不听音乐了，我受不了太多刺激。我只要坐在这里抽根烟就行，只有这件事对我来说还有点意义。

　　希望你在外婆那里过得比我好。

　　你应该过得比我好，一定过得比我好，我对此深信不疑。

爸爸

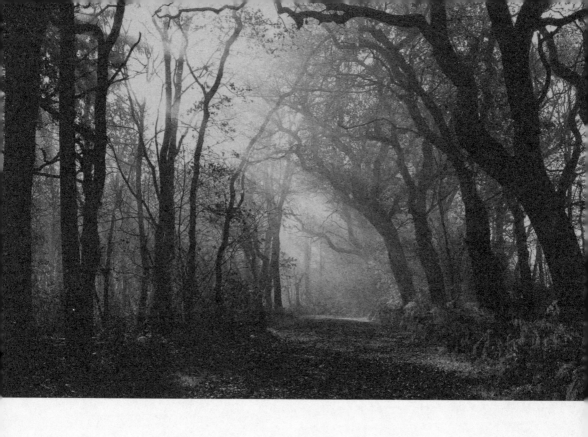

我坐在公园，
看变黄了的叶子从树枝上脱落，
然后被风吹走。
我的回忆跟这些落叶一样，
消失得无影无踪。

第二十五封信
偷吃泡面的胆小鬼

马兹：

　　我真的脑袋一片空白，抱歉。也许你可以写封信给我，或者画张图给我。

　　今天日子特别难熬。我和精神科主任谈了很久，我们上个星期就约好了要面谈的。我原本是想抱怨伙食太差、护理人员不够友善、疗程选择太少。现在我有气无力，只问了他我是否能回剧院当导演。

　　他没有多说什么。这里所有的医生和治疗师话都不多，他们总是让病人多讲。这次我又回顾了一次住院前发生的事，这个过程我已经重复不下一百次了。每天讲自己的故事是例行公事。不对，其实也不是每天啦。在这里，我们不是跟医生讲故事，就是跟其他的病人聊天。我们的病房在五楼，景观视野都不错。二楼、三楼住的是吸毒上瘾或喝酒上瘾的瘾君子。这些病人很辛苦，因为他们多少都有戒断综合征。每天喝酒或吸毒的人如果突然中止，就会非常不舒服。

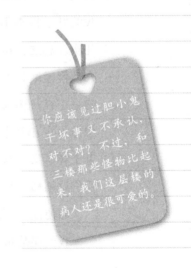

你应该见过胆小鬼干坏事又不承认，对不对？不过，和三楼那些怪物比起来，我们这层楼的病人还是很可爱的。

　　我从前也喝了不少酒，不过很庆幸，我还没上瘾。毒品不只会让人上瘾，而且还会损害健康，它之所以对人的诱惑这么大，是因为吸毒会让人有一种非常强烈的快感。而且吸毒的人会认为没有毒品就无法体验这种快感。吸毒后也会出现一种自负的感觉，这种感觉会让人完全没有羞耻感，只能感受到狂妄和越界的快感。一旦停止吸毒，身体和灵魂都会开始错乱。

　　之前吸食的毒品效力越强，戒毒就越辛苦。身体为了适应突然没有毒品的状况，会出现抵抗反应，因而出现严重的疼痛状况。那些病人为了麻痹疼痛或转移注意力，只好听超级吵闹又具有攻击性的音乐，所以这些病人之间老是互相干扰，争吵就在所难免，而且常常吵起来就一发不可收拾。跟这些戒瘾病人比起来，我们这层楼的病人简直就是小巫见大巫。

　　沃尔夫冈最近发过一次飙，因为有人偷吃他的泡面，我们这里晚餐吃得早，所以沃尔夫冈放了一些存粮当夜宵。我可没偷他的泡面，我的肚子根本不饿。而且我们以前晚上一起看电视时，他请我吃过好几次。总之，这回他吼得非常大声，他一般是不会大声讲话的。每个人都傻傻地盯着他看。"够了！"他说，"偷东西是最要不得的。"烦人的马丁在一旁偷笑，这让沃尔夫冈更来火，他后来气得跑了出去。我想他肯定非常生气，因为没人承认偷吃了他的泡面。你应该见过胆小鬼干坏事又不承认，对不对？不过也还好啦，和三楼那些怪物比起来，我们这层楼的病人可算是没什么坏心眼，他们还是很可爱的。

　　顺便提一下，精神科主任认为我可以在服药的状况下回剧院工作。

　　我们还是再看看情况吧。

爸爸

第二十六封信
我想离开这里

嘿，马兹：

我吃的药叫做"锂盐"。它的药效很强，但是也很危险，服用过量有可能会丧命。听起来很恐怖对不对？其实也没那么严重啦。服药的人都要去精神科医生那里报到，医生会抽血来检验血液中的锂盐含量。

这道理和要定期检查汽车的机油一样，如果不这么做的话，汽车就很容易坏掉。

另一种药物叫做"再普乐"（Zyprexa），可以把横冲直撞的山雀关起来。锂盐的作用则是把这只山雀隔离，让病人的情绪稳定，但是锂盐也不能把山雀赶出脑袋。

幸运的是，药的副作用在我身上没有出现。有些人吃了药就无法专心，有些人会口渴，有些人会不停地跑厕所，有些人则会手发抖。所有人从开始吃药起都会有疲劳的症状，我开始吃药的时候也常常觉得很累，但是现在已经好多了。目前我还没有察觉到任何

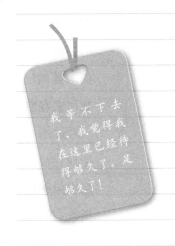

我受不下去了，我觉得我在这里已经待得够久了，足够久了！

副作用，我有可能会发胖，但是那也还不错。我宁愿当一只快乐的胖胖熊，也不想当一根焦虑悲伤的瘦竹竿，我不怕发胖。

我现在还不敢想回到工作岗位会是什么样。我在剧院当了五年导演。其实我本来是想当演员的。我从小就是班上的搞笑人物，以前我也觉得当演员可以带来欢笑声，还能获得掌声，挺不错的，演得好的话还可以赚钱。

尽管我在戏剧老师海尼尔的指导下练习了好久，可是我还是没考上好的公立表演学校。海尼尔老师是我在汉堡的阿尔同那剧院的时候认识的，当时我是导演助理的助理。我总是第一个到，最后一个离开，虽然实习生没薪水领，可我仍然过得非常开心。

剧院的人都很幽默，不像宁恩多夫那些人那么死板。他们中的大部分人也都跟我一样想上台演戏。有些人的表演能力确实比我强多了，所以我只能在后面不停追赶。后来我还是去申请了私立表演学校，就是那种必须付学费的学校，也就是假装表演的学校。他们当然立马收我为徒了。

一开始我觉得什么都很有趣：发音练习、唱歌、打太极、击剑、即兴表演。我觉得击剑特别酷，我还研究了各种可以让观众印象深刻的姿势，就像《星球大战》那样的效果。虽然击剑是传统项目，但是剑术其实还是很有趣的。家里的地下室里应该还有我以前用的钝剑，我回家有空教你几招。

过了一段时间，我发现了一个让我十分诧异的现象。原来学校的毕业生没有办法在汉堡的大剧院找到工作，比如汉堡剧院、塔利亚剧院或维纳堡剧院；他们只能在帕西姆、摩尔斯、圣浮腾贝尔格或史列斯维克的地方小剧院里演出。

这些地方你听都没听过对吧？你看吧！以前的人称这些地方为省郡，原先指的是罗马帝国以外的区域，像漫画《阿斯泰利克斯历险记》

（*Asterix und Obelix*）的背景地高卢一样。只是帕西姆还没有高卢那么酷呢。于是我离开表演学校，重新寻找实习的机会。

这回我到了颇负盛名的汉堡大剧院，我完全被那里的气势征服。罗蓝特帮我安排了一个面试，也帮我美言了几句。我面试完还跟主管在剧院的咖啡厅再次碰到了。那部戏叫做《玛列妮》（*Marleni*），是西娅·多恩（Thea Dorn）的作品。我太紧张了，根本没听进任何内容。

当我推开分隔咖啡厅和剧院内部的那道铁门时，我发现了一个以前只有在报纸杂志上才能看到的剧院世界。本来只有在电视转播上才看得见的演员就站在我前面谈笑、吵架、喝酒。他们酒量真好，而且喝得面不改色。我当时觉得他们实在太会喝了，但是现在我的酒量与他们相比，毫不逊色。

我未来的女老板个子很小，长得简直像个疯狂的教授，她的声音低沉沙哑，听起来就让人肃然起敬。她说如果我要当演员，那就不适合来当实习生或助理。她说当助理最重要的是谦恭。这种话最能刺激我了，难道我不谦恭？才不会呢，他们以后就会知道我有多适合这个职位了。

半年后，他们因为我谦恭的工作态度跟我签了正式助理合约。我非常以此为荣，我的生活终于拉开了精彩的序幕，这是我梦寐以求的。我的同事友善又幽默，跟他们在一起工作永远不会感到无聊。那段时间我回家都很晚，我把所有的时间都奉献给了剧院。苏菲很担心我，因为她连见我一面都不容易。我很少带她去交际场合。她只能属于我一个人，我不想与人分享她，更何况她在场会让我有压力，无法像自己一个人时那么放松与放纵。而且她一定会抱怨我做得不够好。这份新工作的荣耀在不知不觉中已经转化为狂妄和骄傲，我以前在宁恩多夫的那群朋友们感觉尤其强烈。那堆曾经一起吃喝玩乐的朋友几乎再也没有出现在我的新生活里。

　　我的电话簿不知道什么时候开始只剩下剧院同事的名字了。事情最后就发展成现在这样了，后面的事情我都告诉过你了。我觉得我好像又开始重复讲同一件事了。以前我重复讲一件事情时，妈妈就会伸出手指，讲过几次就伸几根。我现在正在脑袋里想象你做这个动作的样子。

　　说不定这是我可以离开这里的征兆。时间也差不多了，出院的日子应该不远了。我在医生那里就已经感觉到离我出院的日子应该不远了。其实他们也无法强迫我留在这里，我一点也不需要他们的恩惠。

　　他们告诉我再等一下，但是我等不下去了，我觉得自己在这里已经待得够久了，足够久了！

　　我很想你。

爸爸

第二十七封信
地狱留下的疤痕

嘿，马兹：

　　整个病房区都在惜别，感觉每天都有人出院。玛丽亚在一个可以做长期治疗的机构排到了床位。听说那个机构在海边，我真替她高兴。

　　沃尔夫冈只要再待一个星期就可以出院了，但是他说他明年一定还会回来。我可不希望自己再回来，虽然后来大家都相处得很友好，我还是希望别再回来这里了。

　　你能想象吗？我尽管一开始觉得画丝绢画很愚蠢，但后来竟然被同化了，还替妈妈画了一条丝巾。我不想回来这里并不是因为我觉得这里很糟糕，而是希望那只疯狂的山雀可以永远被关起来！我可不想大战风车，至少不想跟这么大的风车对抗。

　　如果有人做了一件非常艰难的事又备受折磨，我们会说："那个人刚去地狱回来。"没错，我也去了一趟地狱，一个很吓人的地狱，我差点被烧死了。我曾

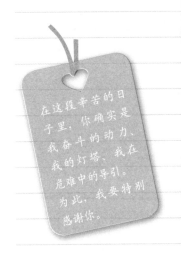

在这段辛苦的日子里，你确实是我奋斗的动力、我的灯塔，我在危难中的导引。为此，我要特别感谢你。

经离地狱那么近，但幸好在粉身碎骨之前爬了出来。在地狱里留下的疤痕会提醒我要逃出来，也会提醒我到底是谁。

　　谢谢锂盐、医生和护士，也谢谢妈妈、舅舅和阿姨；谢谢库罗许和裴尔，也谢谢玛丽亚和沃尔夫冈；还要谢谢苏菲。

　　我亲爱的马兹，要是没有你，这一切都是空谈。当我想放弃或心情低落的时候，只要想到你，我就勇气倍增。

　　在这段辛苦的日子里，你确实是我奋斗的动力、我的灯塔、我在危难中的导引。

　　为此，我要特别感谢你。

爸爸

第二十八封信
我终于出来了

我亲爱的小子：

　　我终于出来了。我帮自己办了出院手续。因为我当初是自愿入院，所以可以自己办理出院。如果医院违背病人意愿想强制病人住院，他们就必须证明病人会对自己或他人造成危险，而我早就不是什么危险人物了。

　　不过我还是得继续吃药，还得定期回医院检查。另外，我也在考虑是否接受谈话治疗。

　　先出院再说吧。想到就能和你见面了，我特别高兴。不过可能还得再过一段时间我们才能经常见面，不要因为这样就生我的气哦，我必须先去埃森一趟。

　　只要想到这件事，我心情就会很糟糕。可是我还是觉得应该马上开始这部戏的工作，否则我可能会忘了怎么导演戏剧，就像很久不讲外语，语感就会变得生疏一样。

　　还有一个原因，有点难以启齿，我不知道怎么跟

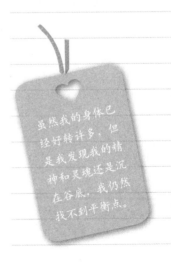

虽然我的身体已经好转许多，但是我发现我的精神和灵魂还是沉在谷底，我仍然找不到平衡点。

你解释才好。我决定和苏菲出游几天，我知道这会让埃达很难过，但是我非这么做不可，我也不知道这么做会有什么后果。虽然我的身体已经好转许多，但是我发现我的精神和灵魂还是沉在谷底，我仍然找不到平衡点。

正因为我都不能理解自己的所作所为，所以也没期待你和妈妈谅解我。

我答应你，这个周末我们就能见面。

爸爸

第二十九封信
夏日即将逝去

亲爱的马兹：

海边真美，安宁而又寂静。外面风很大，看来夏天已经过完了。

大门乐队（The Doors）有首歌的歌词就是描写这个情景，歌名叫做《夏日即将逝去》(*The Summer Is Almost Gone*)。我想不出还有哪首歌比这首更适合现在的情境。我有预感，眼前我还有一段苦闷的日子要过。夏天又疯狂又炎热，对我和周遭的人来说是恐怖残忍的季节，不过，因为受到山雀的影响，我根本无暇顾及它有多恐怖。接下来的冬天会是个寒冷、理智的季节。我不只下定决心戒酒，而且我还有其他很多愿望想要去实现。我决定不再抗拒自己的意志，也不再抗拒自己的感觉。

我想让自己变得更理智一点，不光要保持头脑清醒，还要拥有一颗理智的心。整个夏天，我的心仿佛都在淌血，现在好不容易包扎好了，血也只是慢慢地

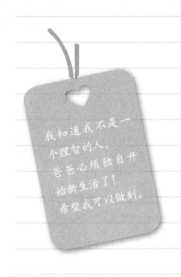

我知道我不是一个理智的人。爸爸必须独自开始新生活了！希望我可以做到。

141

渗出来，一点一点渗出来而已……我也应该一点一点地回到正常的生活轨迹，而不是每天焦躁繁忙。我知道该怎么去做，却没有把握能做好，我不知道自己是否能够适应这样的状态。苏菲不停地鼓励我，给我打气加油。她说我应该试着一个人站起来，独自开始新生活。你知道吗？我从来没有独处过，也不喜欢独处，我完全不知道该如何独处，就像你不喜欢整理房间或做功课一样。我真的很讨厌独处，我能做到吗？真的可以吗？

佛劳可奶奶答应让我去她温特户德的单身公寓住上一阵子，那里的房客刚好搬走了。你觉得怎么样呢？这样的话我们可以每天在汉堡见面，我也可以回家睡觉。哈，回家！虽然公寓很小，但是你也可以来我这里睡，我们可以把公寓布置得舒适一点，对吧？

这个主意听来挺理智的吧？我现在正需要理智的决定。

我知道我不是一个理智的人。

爸爸必须独自开始新生活了！

希望我可以做到。

回头见，我的小子！

爸爸

儿子，我很快就回来

我亲爱的马兹：

天啊，与你共度的时光是如此美好！

能有你陪在身边真是太幸福了！可以跟你在一起，还可以抱抱你、听听你的笑声，真是超级棒的事情！我有阵子没看到你了，真是恍如隔世，你已经长这么大了，像个大人一样了。

听起来有点好笑又有点心酸，但是说真的，我们真的太久没有见面了。我不应该离开你身边这么久，我发誓以后不会再发生这种事了。

周末来回埃森和汉堡的车票我已经买好。以后剧场的工作事宜我都排在日程表的后面。它已经消耗我太多精力了，现在我要夺回自己的生活。

我很高兴又可以工作，但是我也很害怕，我不知道之前的疯狂行为现在被传成什么样子了。人们表面上可能关心问候，背地里不知道会怎么嚼我的舌根。

我真的很担心，我不想跟人一一解释，我没必要

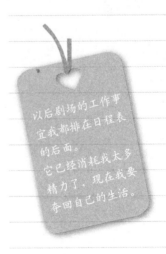

以后剧场的工作事宜我都排在日程表的后面。
它已经消耗我太多精力了，现在我要夺回自己的生活。

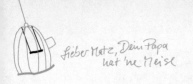

跟每个人解释，我不想解释我的疾病，也不想解释我的个性、我的生
活方式、我的品味，还有我的决定。这是我到埃森工作的战斗口令。

先说到这里。

我很快就会回来的。

万岁。

爸爸

第三十一封信

前途无量？前途无亮？

哈啰，马兹：

我已经来到埃森了，该说些什么呢？

我住的地方是个典型的剧院宿舍，宿舍里有一个房间、一个浴室和一个迷你小厨房。我住的宿舍在一二楼间的夹层里，这里的人称它是"美丽的夹层"。从窗户向外看，说得好听点，是一条凄美的街道；屋里也好不到哪里去，铺着地毯的地板、狭小的单人床和仿橡木纹的橱柜墙，还有一扇很小的窗户。唯一令我感到安慰的就是浴室，浅蓝色的瓷砖让我有种熟悉的安定感。

其实我的运气还不错，因为舞台布景人员得住在剧院里，也就是总监住的楼下。我可不想住在剧院，他们这种住宿条件实在是不可理喻，莫非是要别人以剧院为家，永远离不开剧院？还是让他们住剧院更容易掌控？负责执行这项规定的人不会承认这点的，他们会说这样管理起来比较方便。也许他们说的是真的，

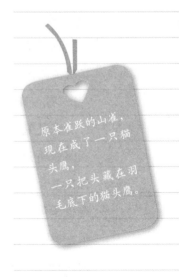

原本雀跃的山雀，现在成了一只猫头鹰，一只把头藏在羽毛底下的猫头鹰。

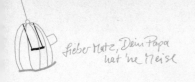

也许他们根本没想这么多，也许他们没有恶意。我们顶多只能说他们疏忽了。

接下来就是例行公事：与戏剧家聚会，与新闻组聚会，与演员聚会，与艺术总监聚会，与音乐家聚会，还有就是欣赏表演、跟容雅吃饭，最后是一连串的等待。虽然现在我不会有强迫自己一定要做点什么的压力，但是漫长的等待还是让我失去耐心。

我实在没理由担心别人的闲言闲语，因为根本没有人问起那件事，就算有，也是很委婉的问候，我三言两语就应付过去了。这里的人都很好，年轻、有干劲，不复杂、不老套，也有势在必得的雄心大志，总之，看得出新人新气象。

尽管这里的氛围很好，我还是有点觉得在这里遭遇不公，而且这种感觉越来越强烈。几乎每次开会，我都可以察觉到自己的特殊境况，比如，剧院的其他三个驻院导演的公演计划都已经排到下两出了，而我的计划在哪里呢？

"这出儿童剧导演完之后你导演什么？"

"唉，不知道耶！"

真丢脸，光是这点就很令人难堪，更令人羞愧的是，大家问这句话时流露出的明明是怜悯的眼神。

"嘿，许洛瑟，导演这部戏也是前途无量啊。"

真是鬼话连篇，什么时候做圣诞节剧目也变得前途无量了？你什么时候听过有人庆祝某出儿童剧博得满堂喝彩？根本就是痴人说梦。你顶多会听到这样的话："喔，还不错啦……真的不赖，很不错，很适合孩子观赏。儿童剧要传达的意思很清楚，不用拐弯抹角。儿童观众最诚实了，他们的反应也最直接。"废话连篇。只有助理级的人才会导演这种戏，他们才有可能为了拿到去大剧院演出的推荐书而导演这样的剧目，我早就过了这个阶段了。我的成绩辉煌无比，而且我的戏在汉堡的大剧院上演过，我一点儿也不稀罕在埃森这种购物城市。埃森是个灰不溜秋的城市，恐怕只有多特蒙德比它糟糕了。

一走出埃森的火车站，你就进入了购物城的中心。整个市中心就像是没有屋顶的购物城。可惜我早已过了疯狂购物的时期。你还记得赫伯特·格罗纳米耶（Herbert Grönemeyer）的歌吗？"喔，我要买些东西，买东西很有趣，我可以不停地买东西。买东西太美好了！"这首歌已经不适合现在的我。原本雀跃的山雀现在成了一只猫头鹰——一只把头藏在羽毛底下的猫头鹰。

剧院附近至少有两个让我觉得欣慰的地方。是我的戏剧恩师佛立胥带我找到这些地方的。我先前跟你说过，他教过我很多事，其中最重要的就是观察。他是个观察高手，每回散步他都会发现新鲜、有趣或刺激的人和事。他曾经跟我说汉堡最可爱之处，就是每个转角都有令人欣慰的地方。

我最喜欢去的第一个地方是弗柯望博物馆。博物馆离我住的地方不远，偶尔我心情不好时，我就可以逃到那里去。中午博物馆的人很少，通常一间展览室里只有我和一名现场工作人员。博物馆里面可参观的东西很多，但是我最喜欢看的是赫斯特·杰森（Horst Janssen）画展。他是北德的画家和作家，你的祖父也非常喜欢他的画，我几乎是看着他的画长大的。杰森的画非常细腻，埃森展出的大多是他的自画像。他的脸庞因为喝酒变得肥胖臃肿，看他的画时，总感觉他从眼镜后面远远看着我。他的面容看起来非常哀伤，那是一种无止境的哀伤，但就是他这种哀伤的神情深深安慰了我。也许把哀伤分给别人可以减少自己的哀伤，至少我当时看画的感觉是这样的。

我真希望可以在博物馆待一整天，可惜没办法，因为我还得排演。库罗许曾经说，如果你的演员很棒，你要当心的只是别让他们跌下舞台，可惜我的演员们还没充分掌握如何扮演他们的角色。退一万步说，

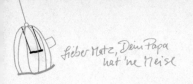

这不过是一出小孩看的戏，我有什么好期望的？话又说回来，难道我曾经期望过什么？

我也常常利用排演空当逃到格力罗剧院附近的大教堂。这个教堂很特别，它默默伫立在这个购物沙漠当中，遗世独立，不受任何人左右，骄傲地立在那里。它被这些购物商店层层包围着，像个不妥协的原住民！这个教堂是我的避风港，我经常去那里，也不得不去那里。

我亲爱的马兹，我真希望自己能斩钉截铁地跟你说，到这里工作是对的。

但是我不断问自己，我来这里做了什么？

希望你过得比我好。

爸爸

嘿，马兹：

排演简直把我弄得疲惫不堪。工作人员的阵容相当庞大，包括音乐家和演员在内，全是剧院自聘的。这么多人中，我只对一个年轻的同事感兴趣，他天生具有一种特殊的魔力，我真想帮他量身定做一大段独白演出。

每天围在我周围的都是些只想被赞美的人。喜欢被人称赞是人的天性，可是我天生不喜欢赞美别人，因为我总是找不到赞美别人的理由。

这回我最不满意的还是舞台布景，我觉得它限制了观众的想象力。我最喜欢没有布景的舞台，舞台上除了区分演员定点的界线，没有任何道具，这样赤裸裸的舞台布景仿佛带着点黑色幽默。

很多人不明白没有布景如何演戏，演员也觉得压力更大，因为演技难度会因为没有舞台布景而提高：虽然没有舞台布景，但是演员演出时要把地点的存在

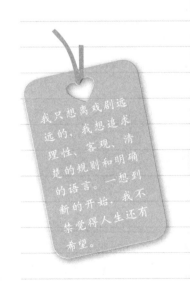

我只想离戏剧远远的，我想追求理性、客观、清楚的规则和明确的语言。一想到新的开始，我不禁觉得人生还有希望。

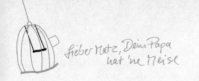

感一并表演出来，很多演员要花很长时间来明白这点。

这次是我自己犯了错。我当初为什么坚持儿童剧的舞台布景必须花哨活泼呢？设计出来后，我又觉得布景太复杂。此外，几个星期来，我们都在光秃秃的只有画线标记的舞台上排演。

我简直快发疯了，对此也感到非常失望。但是现在已经没有办法改变什么了，生气也没有什么用处。这一连串的不如意，对我来说都是一个个征兆，那就是这个工作不适合我。

在柏林时我曾考虑过换份工作。我想去念书，去读法律。

没有人觉得这是个好主意，对此我无所谓。我只想离戏剧远远的，我想追求理性、客观、清楚的规则和明确的语言。

一想到新的开始，我不禁觉得人生还有希望。

这是我目前的想法。

祝福你。

爸爸

第三十三封信

没有终点的考验

亲爱的马兹：

你完成拼图了吗？二百五十片的拼图应该相当有
难度吧。我现在的生活就像一幅零碎的拼图，我仍然
没有办法把自己和其他人拼在一起。

我觉得自己和他人的鸿沟越来越大，我提不起劲
去关心他们的事。并不是我不愿意，而是我真的做不
到。我整个人很空虚，好像被耗尽了、削光了，仿佛
全身内外被扒得干干净净。我完全没有兴致，也没办
法继续欺骗自己，假装下去。我的骗子菲利克斯·克
鲁尔情结又出现了，演员们也察觉到了这点，他们越
来越频繁地与我争执，我们之间的关系越来越紧张。
我跟戏剧家沟通的频率也越来越高，今天我还得跟戏
剧总监讨论戏剧的事情。

"我们只是想帮你，也许你应该认真考虑一下。
你不这么认为吗？工作人员需要清楚的指令，舞台布
景也是很难设计的……"

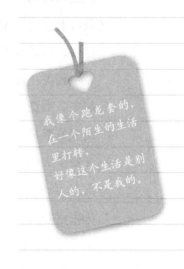

我像个跑龙套的，
在一个陌生的生活
里打转，
好像这个生活是别
人的，不是我的。

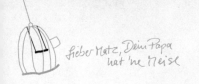

　　只有笨蛋才会期待导演把所有演员该表演的东西先表演一遍。什么叫"清楚的指令"？演员该如何诠释他的角色或者如何看待他的角色，并不是光靠导演一个人指导就够了。如果真的是这样，不如演布偶戏算了。

　　足球教练费列克斯·马加特（Felix Magath）曾经说过，只有没有天分的球员才需要人指导练习技巧。在剧院也是这样，只有没天分的演员才需要导演教他怎么演，真正有天分的人自然会知道如何诠释一个角色，他们根本不需要预设立场，因为他们上了台就在演那个角色。没有预设立场又自己知道怎么表现的演员，走到哪里都能演。演出场地和布景在这种情形下一点都不重要。但是我没有胆量说出这种极端又一针见血的想法，这些想法让我想起过去对演员发表过的那些辩论和解释。

　　批评者的意见在我耳边轰轰作响。我像个被吓坏的孩子，坐在批评者面前，任他们宰割。我像一个没有防御能力的拳手坐在那里，他们连最起码的尊重都没有，助理也越来越不像话，但我毫无抵抗能力。我没有替自己辩护，你一定觉得很丢脸，是不是？虽然听这些话很不舒服，但是我无力改变什么，就像我没办法阻止山雀乱飞一样。

　　我现在连当猫头鹰的资格都没有，我只是一只肥胖的火鸡，飞不起来，喂肥了以后任人屠宰。没有人给我一枪毙命的恩惠，至少应该给我麻醉药，让我不用观赏自己悲惨的命运。可惜没有人这么做，我在每个人的眼神里都看到了不安与愤怒。这让我回想起《生存还是毁灭》。我已经放弃自己了，我希望有人能帮我做决定，只要无须我亲自决定就好。

　　好悲惨！我几乎是睁着眼睛睡的，我什么都想不出来。

　　我觉得我的宿舍越来越像地牢。开始服药后我就戒酒了，工作的时候不喝酒对我来说是头一遭，可是依然改变不了什么，老问题还继续存在着。我现在改成抽烟、喝可乐，晚上喝些不含酒精的啤酒。虽然喝无酒精的饮料让我头痛，但是我一点也不羡慕可以继续灌酒的人，更何况现在也没有人在我面前喝酒。周围没什么新鲜事，凄凉又平淡。我找不到出路，也找不到对策。

我去跑步，把自己弄得很累，却连半秒钟的不安也无法消除。我带着不安上床睡觉，带着不安起床，这一切对我来说，简直是个没有终点的考验。我觉得生活好像是在玻璃墙的后面发生的故事，一切轻声又缓慢。

其他人觉得没什么问题，他们好像完全知道生活的意义是什么。倒是我，像个跑龙套的，在一个陌生的生活里打转，好像这个生活是别人的，不是我的。没有人跟我说应该做些什么，他们以为我也是正常人，明白规则，只要是正常的规则，在哪里都行得通。

我问容雅："这样的生活正常吗？"

她担心地看着我。

我想是吧。

接下来是一阵沉默。我无法接受这个事实。

爸爸

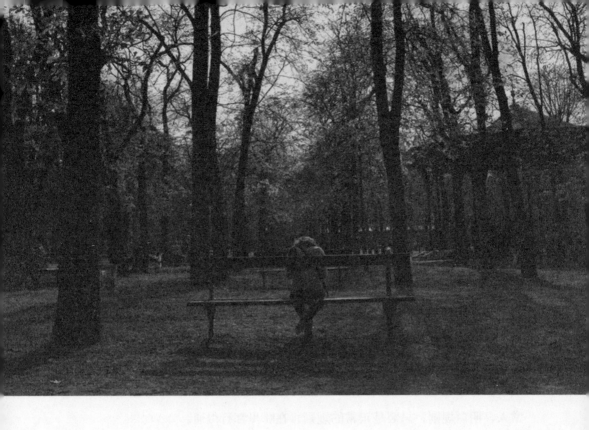

倒是我，
像个跑龙套的，
在一个陌生的生活里打转，
好像这个生活是别人的，
不是我的。

第三十四封信
工作让我害怕

亲爱的马兹：

我什么事也做不了。今天排演时我又是一点灵感都没有。我感觉空洞、空虚、筋疲力竭。除了冷，我什么感觉都没有，当然还有恐惧。

排演前我总是呆坐在浴缸里几小时，让热水浸泡着我的身体。这是我唯一能够待得住的地方。我几乎是拖着魂不守舍的躯体去排演的。他们在跟谁说话啊？为什么他们这么激动？因为我的缘故吗？

他们也期望我这么做吗？我现在该傻笑吗？还是我应该开心地大笑？做不到，我完全做不到！终于熬到了午餐时间。但是所有的人又跑来坐在我对面，他们从不让我安静待着。

我任由事态发展，事情变得越来越多。天啊，不要再折磨我了！我逃进大教堂，并向演员们保证我会再考虑考虑。这样下去怎么行？我每天最能熬得住的时间就剩下在教堂看蜡烛发呆的那短短五分钟。我竟

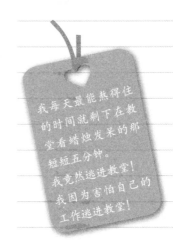

我每天最能熬得住的时间就剩下在教堂看蜡烛发呆的那短短五分钟。我竟然逃进教堂！我因为害怕自己的工作逃进教堂！

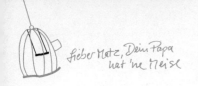

然逃进教堂！我因为害怕自己的工作逃进教堂！我坐在教堂的板凳上，教堂的光线很弱，只有一些微弱的烛光，来教堂寻求慰藉的人也寥寥无几。

等到下次排演，等到下回他们满脸疑惑地瞪着我，等到他们的愤怒一天一天增长。他们觉得我在取笑他们，而且是故意的。

他们不能理解我的无言以对，他们不明白为什么有些人不好好扮演他的角色。是的，我脱离了我的角色，虽然我是导演，可我的行为却像实习生一样。我在他们眼里像是一个什么都不懂的笨蛋，远远地坐在那里，明明什么都不懂，却还装作一副什么都懂的样子，简直就是个实习菜鸟。

我最想做的事情就是帮大家煮煮咖啡，就像从前在汉堡剧院实习那样。

我现在真的偶尔会帮忙煮咖啡。

但是这也于事无补。

疼痛早已经超越了限度。

爸爸

第三十五封信
把鬼工作结束掉了

亲爱的马兹：

就这样，我把这个鬼工作结束掉了。

今天中午的排演简直糟糕透顶。排演完之后，我站在市中心的步行街给你妈妈打电话，问她我可不可以不干了，辞掉工作离开这里。

"可以吗？"

"可以。"

"这么做也需要点勇气。"她说。

几个星期以来，我第一次感到有点开心，甚至有一点点幸福感。我现在就可以清楚预知接下来会发生什么：跟总监告别、打包行李、离开令人伤心的宿舍、搭出租车去火车站、上火车。

"各位旅客请注意，车门即将关闭！出发！"

没错，这是我最近的愿望。

我明白这将意味着我的戏剧生涯走到了终点。我的脑袋里有只山雀的事实也将公之于世。我又担心又

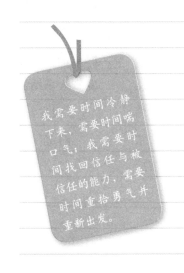

我需要时间冷静下来，需要时间喘口气；我需要时间找回信任与被信任的能力，需要时间重拾勇气并重新出发。

恐惧，因为我不知道未来该如何挣钱养家，但是我不能自欺欺人，继续过这种生活。我无法当导演、无法担负责任、无法给予指导，也无法站在公开场合说话。

我需要更多的时间思考，我需要时间回想过去发生的事，更需要时间思考未来该怎么走；我需要时间冷静下来，需要时间喘口气；我需要时间找回信任与被信任的能力，需要时间重拾勇气并重新出发。

我先去找了戏剧家，她听到消息时哭得跟失去亲人一样。我本想跟着一起哭，却哭不出来。总监听到这个消息时，火冒三丈，他还骂了容雅一顿，因为她早就知道我的脑袋里住了只山雀。

大家祝我早日康复，他们说还要我一个星期后来看首演，至少来看看首演。但光是想象坐在观众席看自己导演的戏，就能让我全身冒冷汗。接着，我去排演现场跟全体工作人员告别，他们露出不可思议的眼神。我没资格怪他们，他们根本看不出来我病了。这是精神病最恶毒的地方，因为外表根本看不出来，连精神科医生都不一定每次认得出来，更何况这些人满脑子想的都是自己。

虽然觉得有点对不起他们，但是我的心情依然很高兴，这个感觉已经消失好久了。我搭出租车回到宿舍，把东西丢进行李箱后马上出发到火车站。

"回家？"亚瑟·施尼茨勒在《轮舞》中是这么说的。

回家！

爸爸

158

第三十六封信
打肿脸充胖子

我的马兹：

很奇怪，这回搭火车的感觉，跟你快出生时，我从海德堡到汉堡的那趟车程很像。紧张、好奇，在期待中带着一丝对未来不确定的恐慌。此刻的我和当时一样无法专心。只要一闭上眼睛，我就试着回想你的模样，但是总有一些剧院同事扭曲的面孔闪过。我的耳边也轰轰隆隆响个不停，耳边一直能听见"如果你要这样或那样，你就必须这样，必须，必须……"

不要，不要，不要。

没有什么是必须的。

我只想当你的好爸爸，这是我唯一必须做的，我也非常乐意必须这么做。

我想克服这个危机。我必须做个了断，只有这个方法可行。反正我已无法改变目前声名狼藉的状况，不如做个了结。我有必要继续走一条走不通的路吗？说不定这一切还可以免于发生更悲惨的事情。尽管我

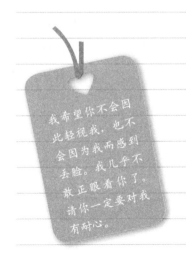

我希望你不会因此轻视我，也不会因为我而感到丢脸。我几乎不敢正眼看你了。请你一定要对我有耐心。

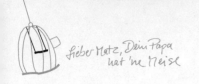

很相信这个道理，却还是有种把事情搞砸了的感觉，好像不应该就这样结束，不应该不给自己回头的机会，不应该不给自己留后路，也不应该失败。

许洛瑟这个爱自夸的大嘴巴失败了、放弃了、脱轨了、迷失了、白活了。各种冷嘲热讽的话语在我脑袋中徘徊不去，我仿佛可以听到别人窃笑的声音。

"他可是狼狈不堪逃走的啊！"又是一阵偷笑声。

"亏他还念过书，什么都没学到嘛。"有人扑哧笑出声来。

"一开始就不该让这种人进来，哈哈哈！根本就是打肿脸充胖子。傲慢的笨蛋，他真是罪有应得。这也太离谱了，哈哈哈！现在呢？成了缩头乌龟了，哈哈哈哈哈哈……"

是啊。

很遗憾，这是事实，他们说得没错。

现在的我就是这样。

我希望你不会因此轻视我，也不会因为我而感到丢脸。

我几乎不敢正眼看你了。

请你一定要对我有耐心。

拜托。

爸爸

160

第三十七封信
"假"爸爸与真儿子

我的小伙子：

今天是星期六，我和你们共度了整整一天的美好时光。

和你们在一起，感觉很美好，却也很陌生。我不像以前那么习惯跟你们在一起。我原本以为那种爱和关怀的感觉会自然而然地回来，我指的是家庭与呵护的感觉。我想你也有点不习惯，看得出来你很紧张，很焦虑。

我没有办法做任何反应，我突然变得跟我父亲一样小心谨慎。做梦都没想到我的个性竟然会变得跟我的父亲一样。我会一直这样下去吗？希望不会。可能是因为吃了新药的缘故吧。

有可能是的。最有可能因为脑袋里的那只山雀又变成了猫头鹰。我得赶紧去看精神科医生，最好明天就去。我想知道更多关于那只山雀的事情。我已经订了一堆关于抑郁症的书了。

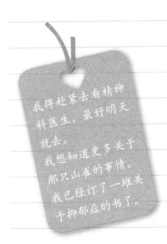

我得赶紧去看精神科医生，最好明天就去。
我想知道更多关于那只山雀的事情。我已经订了一堆关于抑郁症的书了。

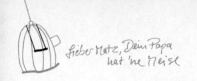

真的很抱歉。

让你跟"假"爸爸一起生活了那么久。

佛劳可奶奶给了我另一个精神科医生的电话。听说他不用开药就能赶走山雀，而且用的是七嘴八舌的谈话法。他会告诉我如何与山雀和平共存。

等着瞧吧。

抱你。

爸爸

第三十八封信
儿子的秘密殿堂

哈啰，马兹：

你知道吗？我现在除了写信给你，什么事情都不用做。

我是说没有什么有意义的事可做。我现在每天无所事事，没有任务，没有工作。好吧，我去看了另一个医生。他跟我说要有耐心。眼前我所能看见的只有万丈深渊，我仍然难以接受这样的事实。

山雀改变了我人生的颜色，现在，一切都是灰色的，没有任何深浅，单调而平淡。我看不出事物有何差别，也无法分辨轻重缓急。没有一件事是有意义的，也没有一件事是重要的。我害怕告诉你这些，阅读这些写在纸上的事实更让我感到恐惧。

我不断重复地说着同样的话。

没人想听我讲话，因为没人知道如何帮助我，连我自己也不知道。

明天早上我跟许斯勒医生有约。我会跟他再讲一

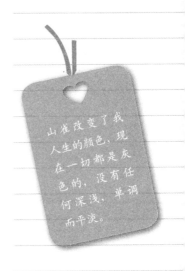

山雀改变了我人生的颜色，现在一切都是灰色的，没有任何深浅，单调而平淡。

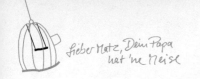

次所有发生的事，尤其是要跟他说说到埃森看首演的惶恐。我不想去，对我来说简直是一场噩梦。

还记得你以前跟我说过你有个秘密殿堂，那是你四岁时幻想出来的地方。你说你晚上都会去那里，而且只要想去随时都可以去。你是那里的老大，殿堂里有你想要的所有东西，你的愿望在那里都会实现，所有人都会听你的命令。

你的殿堂还有空房间吗？

我可以住进去吗？住一下下就好。

你可以命令我的。

考虑一下吧。

爸爸

第三十九封信

逃离深谷

马兹:

傍晚时分,我坐在我的小公寓里,觉得自己像客人一样。去找你们时,我也觉得自己像客人,我到哪里都是个客人。

我今天去看了许斯勒医生,他住在市郊森林里的小村庄中,他家房子的屋顶是平的,离佛劳可奶奶家不远。他很亲切,就像父辈朋友一样关怀病人,我很快就可以感觉到他是个值得我信任的人。我现在也不再排斥别人的关怀了,我觉得有人关心是件好事。他和医院的医生不大一样,他想听我整个人生历程的故事,从出生到现在,还有所有你和妈妈的事。

跟他讲我的故事的时候,我才发觉我有多思念你们。我非常想念家庭生活,寂寞对我来说太可怕了。尽管我并不是完全独自一人,但是我还是经常感觉得到自己和别人之间的距离非常遥远。

也许是因为我现在没事做,所以总有种被隔离在

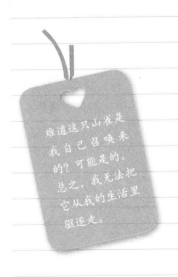

难道这只山雀是我自己召唤来的?可能是的。总之,我无法把它从我的生活里驱逐走。

165

外的感觉，这种感觉很奇怪。这几年我一直都很忙，有时候一件事情还没做完，紧接着下一件事情就来了。那种生活很刺激，至少比邮局的柜台服务员有趣多了，我受不了现在这种无所事事的状态，以前还没生病时，我也不喜欢游手好闲。

我想，我的抑郁症在大学会考前第一次发作，也可能跟我闲不下来的个性有关，当时我对未来的方向也很不确定。

我的个性好像特别容易引来山雀筑巢，容易冲动、渴望极端、挑战极限、寻求例外。我希望在爱情和艺术里都能找到这些快感，我希望可以毫无恐惧地飞翔，并且无所不能。

难道这只山雀是我自己召唤来的？

可能是的。

总之，我无法把它从我的生活里驱逐走。

我甚至无法确定自己是否真的想赶走它，我是说完全赶走它。我靠这只山雀能到达的境界，别人必须靠吸毒才到达得了。

但是我想逃离这深谷。

目前还看不到尽头。

我会继续观望，如果看到一线生机，我一定会大叫出来。

到时候见。

爱你。

爸爸

166

生命绝缘体

我亲爱的马兹：

太久没做过事情了，连最简单的事情做起来都变得困难重重。像买菜、洗衣服、倒垃圾这类事情原本随手做就可以了，但是现在对我来说竟然成了需要专程处理的事。

每个决定都异常困难。

我在果酱货架前站了半个小时。杏桃果酱好还是草莓果酱好？要不要买有果肉的呢？我连这种小事都没办法决定，这已经超过了我的能力范围。我花了三天时间才搞定到埃森的火车票和旅馆。明天我要出发了，可是我觉得自己好像是去刑场受刑。

尽管我对这部戏没有贡献，却得去那里跟观众致谢。那种场面恐怕连菲利克斯·克鲁尔都会笑掉大牙。天杀的，我真想哭，但是我哭不出来，我的储泪箱已经空了，而且所有的线路都干枯了。

我是一个不停变幻的生命绝缘体。

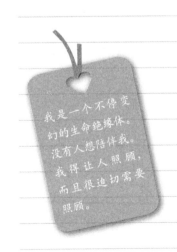

我是一个不停变幻的生命绝缘体。没有人想陪伴我。我得让人照顾，而且很迫切需要照顾。

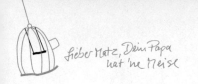

没有人想陪伴我。

我得让人照顾，而且很迫切需要照顾。

我还是会去埃森。

这是我这辈子最失败的一件事，而且已成事实。

这也许是我应得的。

没办法。

爸爸

第四十一封信
其实我并不勇敢

唉，马兹：

我去看首演了。虽然才离开那里一个星期，但是我觉得一切都不像真的。

老实说，这整件事都糟糕透了，像一场噩梦一样。我看到了他们原来那副面孔，这回还带着点同情和不解。我想，一定有些人以为我是装的。这样也好，至少不用重复叙述缩减版的疯病史。

不知什么时候开始，连我也听不下去不断重复的话了。

"是啊，遗传。我家就有这种遗传。"

万一以后我所到的剧院都出现这样的情形，我该怎么办？

"好久不见，还好吗？你现在在忙什么？"

接着大家露出深表同情的眼神。

"喔，我得走了，下次见面再聊。"

不要，我不要这种生活。不管他们怪异的眼神中

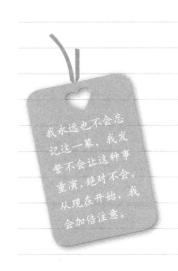

我永远也不会忘记这一幕，我发誓不会让这种事重演，绝对不会。从现在开始，我会加倍注意。

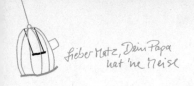

到底有没有恶意，我再也受不了。就这样定了，剧场生涯对我来说已经死了。

坎纳医生说我愿意到埃森看首演，是非常勇敢的行为。坎纳医生就是那个帮我验血、看看血液中的药量是否太高的医生。对了，坎纳在意大利文里是"狗"的意思。坎纳医生就是替我把关的猎犬。妈妈也认为我很勇敢，她说这么做是对的。

大家都觉得我很勇敢，只有我觉得自己一点儿也不勇敢，我想当弱者。这次的伤痛很深，我不仅羞愧，而且连仅存的一点骄傲都被践踏光了。我永远也不会忘记这一幕，我发誓不会让这种事重演，绝对不会。从现在开始，我会加倍注意。

坎纳医生也会注意。对了，他家的楼梯间闻起来有教堂的味道，我认为这是个好的预兆。

回头见。

爸爸

170

第四十二封信
虚假的幸福时刻

亲爱的马兹:

　　昨天埃达要去参加生日宴会，请我帮忙照顾你。我以爸爸的身份当保姆，真是很奇怪的感觉，也挺荒唐的。你醒着的时候还没什么问题。你去睡了以后，奇怪的氛围就涌现出来了。虽然所有的家具还摆在老地方，可是经过这么久的时间，我却觉得它们变了样。它们存在的意义与以往不同了，不久前还理所当然属于我的物品，现在仿佛不再归我所有了。

　　以前埃达获得过我的爱与关注，可是现在我却把它夺走了。而且她也拿走了对我的爱与关怀。也许我应该说我们之间的爱改变了，变淡了。

　　她不再无条件地奉献，而是非常有原则地与我保持距离，我知道她这样做是为了免受伤害。要做到这一步是很困难的，毕竟我们非常信任对方，或许说曾经非常信任比较贴切。难道这一切都成了过去式吗?

　　面对埃达我总是小心翼翼。我对她造成的伤害，

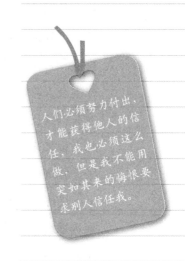
人们必须努力付出，才能获得他人的信任，我也必须这么做，但是我不能用突如其来的悔恨要求别人信任我。

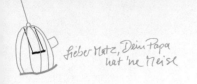

不是光用脑袋里住了只山雀就可以解释一切的。那种伤害太深，已经造成了信任感的流失。这个问题不是宽恕就可以解决的，而是如何重拾已经丧失的信任感。人们必须努力付出，才能获得他人的信任，我也必须这么做，但是我不能用突如其来的悔恨要求别人信任我。

我不想抱憾离开戏剧界，所以我决定把美茵兹的导演工作完成。更何况提瑞不顾之前发生的风风雨雨，点名要我完成这出戏。我除了觉得倍感荣耀之外，也很高兴有人清楚地告诉我该做什么。一年多前，我们停止排演是因为他的腿受伤必须手术。他的腿伤痊愈后，剧院的公演计划又已经排满了，所以才延至今年冬天。

《一半一半》，这个剧名也表达了我此刻的心境。一方面我很高兴能再度与提瑞合作，另一方面，我也担心自己是否过度美化了过去的合作经验。通常剧场诸事顺利的时候，我就会产生高兴的错觉，我把它称作"虚假的幸福时刻"。

我企图说服自己，但这个想法挥之不去。我之所以敢回美茵兹工作，是因为这部戏只需要和两个演员合作。我对他们已经有了基本信任，也知道他们不怕失败。他们只想拥有一段美好的时光以及快乐的排演和自由尝试的机会，这一切舒舒服服，没有压力。更何况美茵兹根本没人对这出戏感兴趣。总监准备跳槽到巴瑟，他以前是做歌剧的。现在剧院已经不常上演舞台剧，很多演出都被取消了。首演也不会有什么记者来访问，就算有记者来，大概也是走走过场。我从前总是为了这种事火冒三丈，甚至会因此挑衅与我共事的人。

我现在想到这种情形只想发笑，而且觉得很轻松，因为没有人会刻意观察我的作品，所以我觉得很安全。姑且让我以害羞胆怯之心完成最后一趟戏剧之旅吧。

爸爸

第四十三封信

不想再逃

哈啰，马兹：

我已经来美茵兹好几天了。

这次我们没有在高级住宅区租房子，因为没有空房子可租，而且我们也不想花太多钱。目前我也没有新的预算进账。德文的"预算"（Haushalten）一词是由两个词根组成的："房子"和"支撑"。以前我觉得这个词用这两个词根不怎么贴切，但是此刻用在我们的租房问题上，就变得很适合了。

我们的落脚点是火车站后面的教会宿舍，这栋建筑让我想起了杜鹃窝。

我对宿舍的管理背景不是很清楚，弄不清楚到底是基督教还是天主教教会的。这也不能怪我，因为这里既没有接待人员，也没有服务生。走廊地板是油布地板，日光灯装了定时器，从灯亮到自动关闭的时间很短，我得飞奔才可以在灭灯前赶到房门口。

我们是唯一的房客，气氛有点诡异。我们只在这

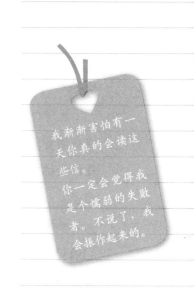

我渐渐害怕有一天你真的会读这些信。

你一定会觉得我是个懦弱的失败者。不说了，我会振作起来的。

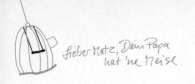
里吃过一次早餐，后来就没有再在这里用餐了。要欣赏这种简陋荒凉之美，恐怕要非常有内涵才行。整体说来，我还算能怡然自得，和之前在汉堡住院时的心境天差地别。

现在我心情平静，不想再逃。虽然有多余的时间，我却几乎不看电视。我们约好每天排练一次，从早上九点半到下午两点半。我很喜欢看这两个演员排练。大部分的时间，我们都在练台词。大个子奥图帮了我们不少忙，他的工作是提词，演员练习对词时，他得在旁跟着读剧本，演员忘词的时候，他得迅速在演员耳边小声提醒。

优秀的提词员在准备阶段扮演着重要的角色，好的提词员可以帮助演员背台词。其实这是演员在家要做的功课，不过他们都很懒，排演时才开始背。有些导演可受不了这种演员，前一阵子就有一个导演因为这个原因大发雷霆，叫懒惰的演员走路，只留下勤劳的演员。

我可没这么严苛。听人念台词和在家自己背台词简直天差地别，有时候多点人一起学习起来更快。何况听人现场念台词，偶尔也能激发灵感，可以马上尝试不同的表演方式。用这样的方法导戏到底有没有效，我目前还不知道，也可能是忘了。我觉得自己仿佛是第一次当导演，但是我没那么兴奋。这也是我为什么一想到要回家见你就非常快乐。

我现在终于能如愿做回自己。虽然还有点游移不定，精神也还没完全恢复，但是我想追求幸福的生活。只要跟我一样有个可爱的儿子，任何人都会这么想的。比起愤怒地要求人配合，解说的方式可是美好多了。

工作也是同样的道理。这次我只是静静地看着两个演员，并给他们很长一段时间排演一大段戏，这样，他们就有时间去好好揣摩每个细节该怎么演。等他们自己练过一次之后，我再慢慢跟他们解释哪里不错、哪里需要改善。

　　好了，就写到这里，我要跟容雅去看电影了。我们每天晚上都去看电影，总是在星期一的时候就把同档期上映的新片都看完了，然后，我们只能等到星期四的下一轮电影上档。不过没有关系，反正我又重拾阅读的乐趣了。

　　我认真地问自己，要是以前我也如此轻松对待工作，现在不知道是什么样子？至少会比较健康吧，但是我会爬得这么高吗？还是我会跌得更深？我真的不知道。

　　也许就是因为美茵兹的工作轻松愉快，才让我觉得关于剧场的回忆如此美好。虽然我过去小有成就，但是也一直觉得自己是侥幸成功，我真的不明白自己为何会成功。

　　至少最近这段时间的一成不变总算过去了，这让我觉得轻松不少。这种心满意足的态度能否促使这部戏获得成功，其实我还挺怀疑的。

　　我没有力气改变什么，也无法投入更多的热情，我只能把基本该做的事情做好。

　　我无法顾虑后果。

　　我好像在原地转圈圈，这点我跟你说了几千次了吧？

　　我渐渐害怕有一天你真的会读这些信。

　　你一定会觉得我是个懦弱的失败者。

　　不说了，我会振作起来的。

　　就这样。

爸爸

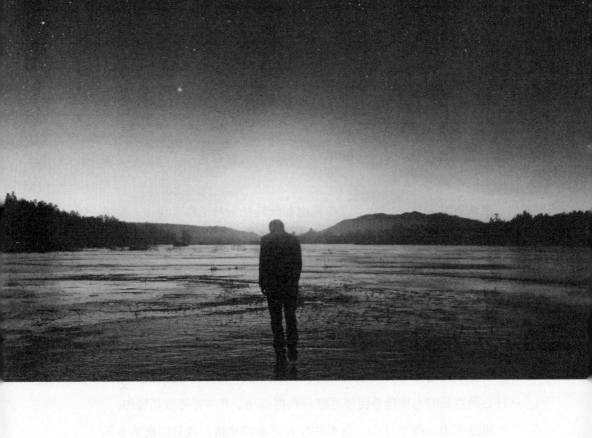

我没有力气改变什么，
也无法投入更多的热情，
我只能把基本该做的事情做好。
我无法顾虑后果。

第四十四封信
兴奋地期待新生活的到来

我的马兹：

今天这里下雪了。你们那里应该还没下雪吧？这样最好，因为我回汉堡后，还想跟你去滑雪橇。上次我们一起滑雪橇应该是很久以前的事情了吧，那时你大概两岁，佛劳可奶奶家附近地势很陡峭，我把你放在雪橇上，然后我们一起溜下去。你坐在我的怀里溜了那么一次以后，就害怕得不敢再溜了。

滑雪橇的速度对你来说太快了，你向来都有自己的速度，冒险的事情你尤为谨慎。你虽然非常活泼，但是绝不恣意妄为。你总是希望可以控制局面，这就是你和我最不相同的地方。

我老是拼命让自己失控，至少在毒品发挥药效的那段短短的时间里是这样的。

我可真是做了不少的实验：我可以失控到什么程度？可以失控多久？周围的人会怎么反应？他们这样的反应我可以忍受多久？很多人把这种行为跟某些概

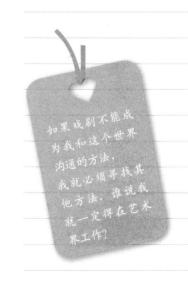

如果戏剧不能成为我和这个世界沟通的方法，我就必须寻找其他方法，谁说我就一定得在艺术界工作？

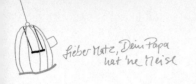

念混为一谈，例如摇滚、年少轻狂或寻求自由，其实那种自由是错觉，也是幻想。

你看，我已经有所体悟，却偶尔还是会有想纸醉金迷的欲望，这也难怪，因为我拒绝了曾经帮助我逃离现实的一切。戏剧、文学和电影都没办法真正帮我逃离现实，它们的效用很有限，我的脑袋一直处于开启的状态。

不过现在，我的生活风平浪静，所以想关闭脑袋的想法都没那么迫切。享受生活是转移注意力的好方法，我不只和容雅去看电影，我们还经常到处吃东西。早上、中午和下午，我们都会去老奶奶咖啡店喝一壶咖啡、吃一块蛋糕。为了错开高峰用餐时间，我们经常是店里唯一的客人。

能够自由支配自己的时间，而不必和一大堆人在市区挤来挤去，真的是一种奢侈。我总是觉得自己非常特别，感觉别人都会格外注意到我，我就像个王子，备受礼遇。早在山雀来筑巢前，我就一直是这么认为的。

容雅也很享受埃森悲惨时期过后的这几个星期。因为我们的合作即将结束，她很担心未来的发展方向。我无法理解她的惆怅，我不知道在还未结束时，如何哀悼过去。虽然还不知道未来会如何，但是我依然很兴奋地期待新生活的到来。未来会如何根本不重要，重要的是做了个了结，替这个阶段画上了句点。

赫塞的一首诗是这样说的："每一个人都能够施行他的魔力。"这段话常常被用在讣文中，也许对尚在人世的家属来说，最能安慰人心的莫过于继续勇敢地走下去。对我来说，这段话就像敲醒我的警钟，它告诉我要好好生活、振作起来，勇敢离开旧生活，开始新生活。

赫塞的脑袋里可能也住着只山雀吧。这对我来说算是一种鼓励，因为他活了很久，也找到了和这个世界沟通的方式，更幸运的是他还找到了听众。如果戏剧不能成为我和这个世界沟通的方法，我就必须寻找其他方法，谁说我就一定得在艺术界工作？

总之，我一点离情依依的感觉也没有。我现在正坐在美茵兹著名的军粮库咖啡馆。这栋建筑原本是古迹，经过悉心修葺后变得很美。咖啡馆里面人很少，我觉得很舒适。

我从吃午饭一直待到现在，外面天都快黑了。容雅去张罗道具的事情了，她得去催促道具生产商，而我则一如既往地等待。一会儿就要开始晚上的排演了，几个小时的时间没必要回宿舍，不如在这里当个高贵的游民。我开始担心我们会把仅存的薪水都吃光，不过即使吃光也没办法。

"小姐，麻烦再给我一杯茶和一块蛋糕。"

开动！

爸爸

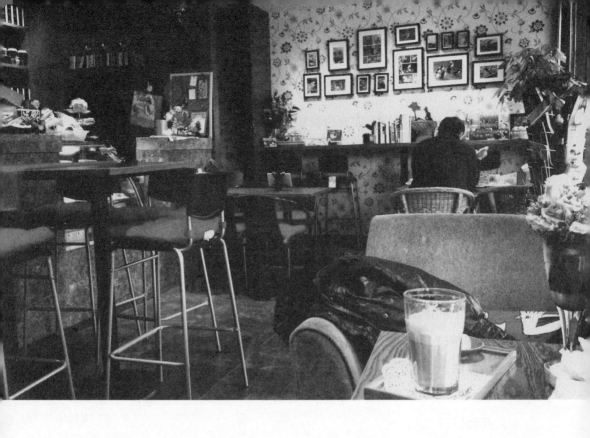

早上、中午和下午，
我们都会去老奶奶咖啡店喝一壶咖啡、吃一块蛋糕。
为了错开高峰用餐时间，
我们经常是店里唯一的客人。

第四十五封信

不再管别人怎么想，我只想回家

亲爱的马兹：

日子过得真快，寒冬带来了浓浓的过节气氛。天主教徒比基督教徒更懂得如何庆祝圣诞节，他们是过圣诞节的专业人士。天主教大教堂里面已经摆了耶稣诞生马槽的模型，是用真人大小的蜡像做成的，很棒的哦，我猜你一定很喜欢。

首演的票卖光了。我衷心为这两个演员感到高兴。对我个人来说，首演门票售罄没有多大意义。我不会做白日梦，我知道这部戏不会演出太多场。库罗许说要过来看首演，我现在就能料想到他是不会喜欢这出戏的。我对那两个演员太宽松了，他一定不能忍受这点。没错，我是不怎么严格，但是这段时间我过得轻松自在，这对我来说，就够了。

你肯定会说："爸爸，你的工作态度真奇怪。"

是，你说得对。我会说这种话，真令人难以置信。"人们做任何事情不是都应该竭尽全力吗？"

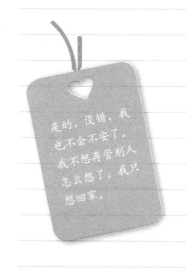

是的，没错，我也不会不安了。我不想再管别人怎么想了。我只想回家。

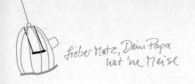

当然是这样。

"那你怎么会这样就满足了？"

可能因为我没办法继续冲锋陷阵了。

"你应该再努力一点。"

是，但是这样做，对谁有好处呢？

"演员、这部戏、观众。"

没错，是对他们有好处，可是对我没有好处。

"如果你只是想着自己，那就不用为别人的摇头叹息感到不安了。"

是的，没错，我也不会不安了。我不想再管别人怎么想了，我只想回家。

"回到我们身边吗？"

对。

"陪我？"

对，没错！

总有一天，你会问我这些问题。

这些问题可能会击垮我。

爸爸

第四十六封信
太渴望见到你

亲爱的马兹：

一切正如我预料的一样。

首演的气氛不错，但并没有引起热烈的反响。

库罗许来看戏了。

正像我前面说的，他并不怎么满意，不满意的原因也像我前面说的那样。表演完他就马上赶回了克雷费尔德。

我与容雅，还有奥图和他的太太一起去到我们常去的意大利餐厅庆祝。他们这几个人可是我最近在美茵兹的超级粉丝，今晚更是格外热情。

和以前汉堡剧院那种狂欢到天亮的庆功宴相比，今天晚上这种庆祝方式简直太过朴素了，但是我觉得很温馨。

现在才晚上十一点半，我已经回到我住的小窝里。

看着打包好的行李，我真恨不得立刻把自己变回汉堡。

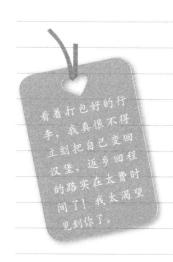

看着打包好的行李，我真恨不得立刻把自己变回汉堡，返乡回程的路实在太费时间了！我太渴望见到你了。

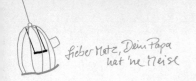
Lieber Matz, Dein Papa hat 'ne Meise

返乡回程的路实在太费时间了！

我没有耐心等下去，我太渴望见到你了。

再睡一个晚上就可以出发了。

爸爸

你是我心灵的润滑剂

我亲爱的马兹：

终于等到这一天了，一切都过去了，戏剧已经成了我的过去式。

我说的不单是美茵兹这场戏，而是彻底告别剧场生涯，我已经结束了所有导演工作。

这个终点还挺美好的。我发现不紧张、不喝酒、不追求极端、不把自己燃烧殆尽，日子一样可以过。

而且我做到了，以前我根本就不相信自己能够做得到。

虽然那天晚上的演出并非不同凡响，但是谁规定一定就要成功非凡呢？

再也没有人可以这样要求我了。

这次的导演就像赛车手经历了严重的车祸后重新出发一样，象征性地转几圈就好，转弯也不要飞出去，能安全抵达目的地就好了，安全才是最重要的。

我不想再竞赛了，我也不想在高空盘旋了，我只

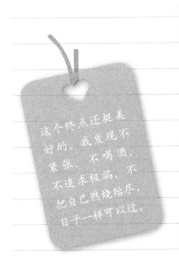

这个终点还挺美好的。我发现不紧张、不喝酒、不追求极端、不把自己燃烧殆尽，日子一样可以过。

想两脚好好地站在地上，脚踏实地，这种感觉很心安。

之前在信中跟你提到的很多事情，现在已经离我很远。眼前我面临着新的挑战，我必须赚钱养家糊口，我需要一份能赚钱又有意义的工作，虽然这通常是两码事。

我终于可以照顾你了，其他的事情跟这个相比一点都不重要。

不管做什么，你总是理直气壮，总是无忧无虑。这让我觉得很舒服，也是我心灵的润滑剂。

谢谢你！

爸爸

干点体力活儿如何？

嘿，马兹：

跟你一起去游泳，真是太幸福了！

我简直不敢相信，没有我照顾你，你竟然已经长这么大了，大到都已经会从游泳池边正确跳水了。

你还记得最近在儿童主日礼拜遇到的那个秃头男人吗？

我后来在冒险游乐园恰好遇到他和他的孩子，他当时带了一堆日常杂货和食材。

我们在游乐园聊了一会儿，他说他在我们家附近开了一家有机蔬菜商店。

他还说我可以到店里上早班，帮忙把蔬菜上架、整理货品和卖东西。

我觉得这份工作听起来挺不错的，而且我相信我能做好。

我现在需要的正是这种体力活，这样我的脑袋就可以休息一下。

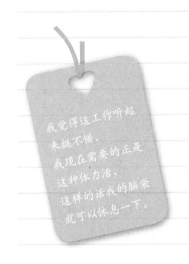

我觉得这工作听起来挺不错，我现在需要的正是这种体力活，这样的话我的脑袋就可以休息一下。

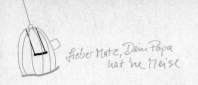

下个星期我会去试着做做。

干完活后我会去找你们。

一会儿见。

爸爸

观察镜中的自己

嘿，马兹：

昨天我第一次去参加了自救团体的聚会。

几乎所有病友都能找到各自的自救团体。自救团体就是某种疾病的病友定期聚会的团体，他们可以借此交换经验。因为这些人有着相同的经历，所以聚到一起，很有话题。

最有名的自救团体就是匿名酗酒者自救团，几乎全世界都有，以前汉斯彼得也参加过。虽然我以前也酗酒，但是现在不喝了。我想找个适合我现在去的自救团体，最后，我找到了一个一月一次聚会的自救团，这个团体聚会地点离家也不远，所以我就去了。

现在的我内向又谦卑，不再是从前那个自恋狂妄的笨蛋，也不再是从前那个鄙视其他精神病病友的人，精神病其实不分好坏。也许是以前在医院里的时候说了其他病人不少闲言闲语，也许是不想承认自己跟他们一样。

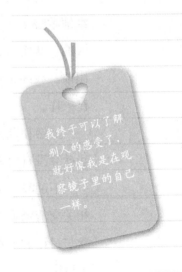

我终于可以了解别人的感受了，就好像我是在观察镜子里的自己一样。

　　总之，来参加自救团体，我还是有点害怕。也许我害怕成为他们的一分子，也许害怕必须在所有成员面前讲自己的故事，也许害怕暴露自己，而这些事情，都是我暂时还不敢面对的。

　　自救团体上的气氛有点奇怪。一共来了五个男人。场地有点小，天花板上装着日光灯，地上铺着灰色油布地板，难道这里以前是教室？聚会的气氛很像补习班在上课。不过严格说来这也算是一种补习班吧。他们亲切地问候我，我没有说话。这里所有的人介绍自己名字的时候都不带姓。每个人似乎都有一个固定的角色：最爱出风头的那个应该是团体的领导人，其中有两个人一言不发，还有一个人扮演团体的搞笑人物。

　　幸好这次不是我当搞笑人物，这次当搞笑人物的是一个已停止服药的人，他似乎很喜欢扰乱聚会，也很喜欢看领导人不堪其扰的样子，想必他不只是今天晚上才这么烦人。团体成员之间好像彼此认识很久了，也许太久了。

　　聚会完我们又一起去喝东西。那个躁动的搞笑人物对着我滔滔不绝地啰唆了一个多小时，完全没有克制。原来我以前就是这样对待他人的，其实我以前就清楚这一点，只不过现在事实直接残酷地呈现在眼前。我终于可以了解别人的感受了，就好像我是在观察镜子里的自己一样。

　　虽然和期待中的聚会不一样，但是这次来能体会到这一点，那么我就算没有白来了。

　　不过我还是觉得这个团体人数太少了，我更愿意在网络上找一些相关交流渠道。网络上有一个平台可以让抑郁症患者交流经验。由于参与讨论的人都是匿名的，所以可以直接把一些相关的话题搬到台面上讨论。

　　我阅读的资料越多，就越发现自己很幸运。很多病人尝试自杀很多次，很多病人不但吃了药仍然没有改善，而且还失去了工作、金钱、家庭和朋友，而我几乎保住了这一切。不，也没保住所有人，有些朋友还是被我吓走了，不过这些被吓跑了的人真的算得上朋友吗？我不确定。

我的家庭还在，至少大家庭里的成员没有一个被我吓跑，毕竟我对他们造成的伤害不大，但是小家庭的成员却被我伤得很深，尤其是你妈妈。我已经没有信心能求得她的原谅了。

我殷切地希望可以重新获得她的信任，即使不是全部，至少是部分的信任。她说她不知道是否可以，但是目前看来还不可能。我们两人之间有一道鸿沟，就像《容雅·强盗女儿》（*Ronja Räubertochter*）里的碉堡间只有一条通道一样。不管我们是否继续在一起，你永远是我们之间的这条通道。我也想跨过鸿沟，跳到另一边去，我可以预见这有多困难，毕竟我也不确定你妈妈会不会把我推回来，或者干脆跳到另一边去，离我远远的。

我会加油。

我们拉钩钩。

爸爸

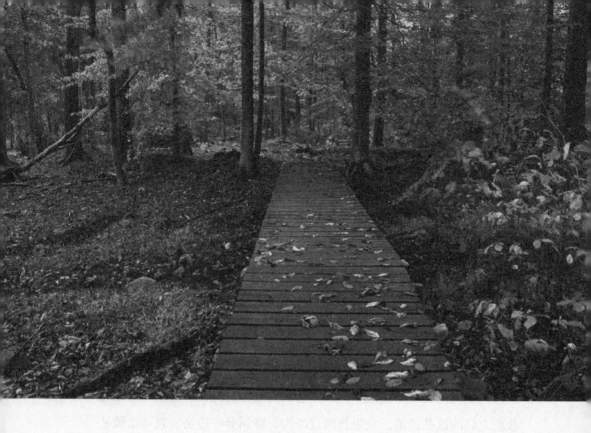

我们两人之间有一道鸿沟，
就像《容雅·强盗女儿》里的碉堡间只有一条通道一样。
不管我们是否继续在一起，
你永远是我们之间的这条通道。

一个人的日子

我亲爱的马兹：

回到汉堡有一段时间了，这段时间我领悟到了一点：我再也不想忍受孤独了。我办不到，我不想与他人保持距离。尽管借此机会学习独处，可能对我有好处，但是我忍受不了孤独的感觉。

我没办法再这样继续下去了。现在的我好像在过着另一个人的生活，而且那么不真实。我也没有办法忍受没离婚，却过着离婚的生活；没有办法忍受没辞职，却过着失业的生活；更没有办法忍受没有独处，却过着寂寞的生活。我从前就无法忍受这种生活，现在又如何能忍受呢？

也许可以靠药物；也许我已经脱离追求名利的生活；也许我必须证明什么！

可是我什么都不想证明。

我不想唱独角戏了，也不想把专业人士的角色演好，我没有那个动力。

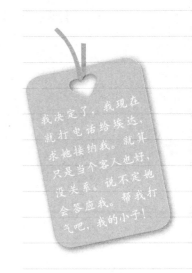

我决定了，我现在就打电话给埃达，求她接纳我。就算只是当个客人也好，没关系。说不定她会答应我。帮我打气吧，我的小子！

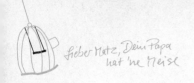

我想照顾他人，想过那种主动与人分享生活点滴，而非被动接受别人安排的生活。

自己一个人过的日子无聊透顶。

买东西都只买单人份。

你还记得超市的罐头面食吗？那种罐头有不同大小，最小的罐头右上方印着：单人份。这就是我现在的感觉，我就好像是单人份罐头面食，徒有其表，可一点都不好吃。

我只能演出门外汉的独角戏。

只替我自己一个人买还不如不买。

自己一个人下厨？也不行。

不行。

我决定了，我现在就打电话给埃达，求她接纳我。

就算只是当个客人也好，没关系。

说不定她会答应我。

帮我打气吧，我的小子！

爸爸

第五十一封信
走在回家的路上！

我亲爱的马兹：

好久没写信了。

现在也没有写信的必要了，因为你妈妈答应收容我，答应给快要变成陌生人的我一点居留的权利。

这段时间，我们之间的疏离感已经慢慢解冻，真是谢天谢地！我们又开始实行之前制定的家庭口号：给星期天留点位置。无悔地过好每一天的生活，把每天当成星期天一样欢度。真高兴，我们又可以正眼相视，接受对方的样子，而不用惧怕什么。

我想如果不是因为你，我和你妈妈不可能和好。我们无条件地爱你，毫无保留地付出，爱你是我们的义务。为了你，我们有义务去努力。

这可并不表示我们这个小家庭只是个幌子哟！

是的，完全不是这样的。我们为了实现这个理想而努力奋斗着。我们必须放下曾经的伤害，这点你妈妈做得比我好得多，而我仍然会偶尔被歉疚包围，有

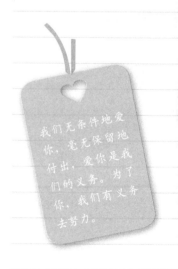

我们无条件地爱你，毫无保留地付出，爱你是我们的义务。为了你，我们有义务去努力。

时不知所措。下厨的时候，我用眼角的余光观察着你们一起念书、玩游戏，我忽然感觉这一切都是值得的。

我相信，有你们的陪伴，我会振作起来的。

在这段辛苦的日子里，你和妈妈是我的支柱、我的灯塔，我要特别感谢你和妈妈。或许我找到了自己想要的生活方式！就像现在这样，平淡而真实，我觉得很幸福，很满足！

我正在回到你和妈妈身边的路上！永远和你站在同一战线！

是的，这一切都是值得的，这一路走来真的非常值得。更让人欣慰的是，这还不是终点。这条路还可以继续走，一直走下去！

我爱你！

爱你胜过一切！

这一点永远不会变！

爸爸

中资海派策划

为精英阅读而努力

人生就是一场赛马
只要你想奔跑，没有人可以拦得住你

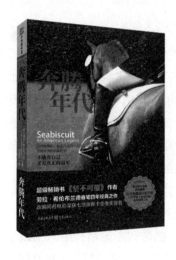

〔美〕劳拉·希伦布兰德　著

张慧云　译

重庆出版社
定　价：38.00元

　　1938年初，正值举国消沉的经济大萧条时期，美国年度十大新闻人物榜出炉。一匹叫做"海洋饼干"的小马赫然在榜，风头甚至盖过了当时的美国总统罗斯福，并成为媒体争相报道的头条和美国的文化象征。

　　为何一匹曾被轻视的马，竟能赢得如此殊荣？它又矮又懒又跛脚，曾被贱价出售亦无人问津；它的骑师雷德·波拉德少年遭弃，在底层赛马圈和拳击场饱受凌辱，还瞎了一只眼睛；驯马师汤姆·史密斯，孤独又潦倒的马语者，拥有关于马匹的失落智慧却怀才不遇；马主查尔斯·霍华德虽有万贯家财却在中年家破人亡，无心经营实业，想从赛马中寻求安慰。

　　原本毫无希望的三人一马，在最残酷的时代，承受着超乎想象的重负，克服一连串厄运，不断刷新赛场上的历史纪录，以永不言弃的坚持点燃了整个国家即将熄灭的希望之火。

你所需要的，其实只是另一次机会
即使全世界都看轻你

只有勇于和命运抗争的斗士，才能活得淋漓尽致！

中资海派策划

为精英阅读而努力

一段有史以来最令人称奇的生存纪实
一幅用意志和希望描绘而成的生命画卷

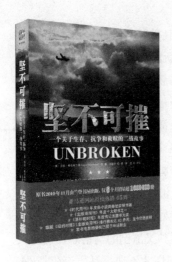

〔美〕劳拉·希伦布兰德 著

王祖宁 译

徐 进 审校

重庆出版社
定 价：38.00 元

1943年5月的一个下午，一架美军轰炸机坠入太平洋，消失在茫茫的大海之中，从此失去踪迹。海面上只留下了一堆飞机残骸，油料和血迹。不一会儿，海面浮现出一张年轻的面孔。他就是这架飞机的投弹手，一名中尉，他拼命地抓住救生筏，奋力地爬了上去。就此，第二次世界大战中最令人恐怖的一场噩梦拉开了序幕。

这名中尉名叫路易·赞贝里尼。童年时期，他曾是一个不可救药、无恶不作的小魔头。青少年时期，赞贝里尼把这些叛逆精神融入到跑步中，并展现出自己在运动方面的惊人天赋且取得了傲人的战绩，1936年，他甚至代表美国参加了柏林奥运会。"二战"爆发后，这位奥运会选手成为了一名美军士兵，一次平常的飞行把他带上了宿命的航程，一个小小的救生筏把他引向了未知的深渊……

初读此书，我不禁抚卷深思，不时抬头目视窗外，仿佛看到一个个战友又活灵活现，希伦布兰德把他们写活了，也融入了她对人生磨难的体验。

路易·赞贝里尼（本书主人公，94岁）

历时七年完成的呕心力作 一首永不屈服的生命赞歌

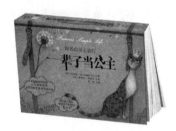

〔韩〕阿内斯·安 著
〔韩〕崔淑喜 宋秀贞 绘
郑 杰 李 宁 译

定 价：29.80元

想成为高贵公主的女人们，
背起行囊，跟我出发吧！

　　为生活所累的你，是否曾期盼遵循内心的呼唤，自由快乐地度过一生？是否也曾渴望摆脱乏味的生活，过得与众不同？从现在开始，请与我一起尊重这份期盼和渴望——跟着心灵去旅行，一辈子当公主！

　　本书为希望像贵族公主般生活的女人而写，作者从"旅行中找到的简单生活（Simple Life）"、"扣人心扉的公主智慧语（Princess's Wise Saying）"、"公主的使命日记（Mission Diary）"等方面，传达了走向精彩人生的心灵物语。

公主不只出现在童话里，也不再是女孩的专利
即便你年华不再，青春已逝，仍旧可以一辈子当公主！

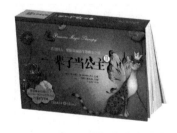

〔韩〕阿内斯·安 著
〔韩〕崔淑喜 绘
千太阳 译

定 价：35.00元

想成为高贵公主的女人们，
向着充满梦想和自由的缤纷世界出发吧！

　　背负生活行囊的你，是否想要甩开日常的羁绊，变身为自由自在的公主？内心的钟声是否早已响起，催促你走进它的世界，去过幸福而有意义的人生？现在就拿起你的秘密武器，踏上神奇蜕变的魔法之旅吧！

　　作者在采访世界各国名女人的记者生涯中，发现她们的成功大多源自美、日等国流行的魔法智慧卡。充满传奇经历的魔法书和智慧卡，将为你的人生带来意想不到的转变！

抛掉高跟鞋，然后飞得更高更远
即使平凡，也仍然可以内心强大，一辈子当公主！

短信查询正版图书及中奖办法

A. 电话查询
  1. 揭开防伪标签获取密码，用手机或座机拨打 4006708315；
  2. 听到语音提示后，输入标识物上的 18 位密码；
  3. 语言提示：您所购买的产品是深圳市中资海派文化传播有限公司出品的正版图书。

B. 手机短信查询方法（移动收费 0.2 元／次，联通收费 0.3 元／次）
  1. 揭开防伪标签，露出标签下 18 位密码，输入标识物上的 18 位密码，确认发送；
  2. 发送至 13825050315，得到版权信息。

C. 互联网查询方法
  1. 揭开防伪标签，露出标签下 18 位密码；
  2. 登录 www.801315.com；
  3. 进入"查询服务""防伪标查询"；
  4. 输入 18 位密码，得到版权信息。

中奖者请将 18 位密码以及中奖人姓名、身份证号码、电话、收件人地址和邮编 E-mail 至 szmiss@126.com，或传真至 0755-25970309。

一等奖：168.00 元人民币(现金)；
二等奖：图书一册；
三等奖：本公司图书 6 折优惠邮购资格。
再次谢谢您惠顾本公司产品。本活动解释权归本公司所有。

感谢的话

谢谢你购买本书！顺便提醒你如何使用 ihappy 书系：
◆ 全书先看一遍，对全书的内容留下概念。
◆ 再看第二遍，用寻宝的方式，选择你关心的章节仔细地阅读，将"法宝"谨记于心。
◆ 将书中的方法与你现有的工作、生活作比较，再融合你的经验，理出你最适用的方法。
◆ 新方法的导入使用要有决心，事先做好计划及准备。
◆ 经常查阅本书，并与你的生活、工作相结合，自然有机会成为一个"成功者"。

优惠订购		订阅人		部 门		单位名称		
		地 址						
		电 话				传 真		
		电子邮箱		公司网址		邮 编		
	订购书目							
	付款方式	邮局汇款	中资海派商务管理（深圳）有限公司 中国深圳银湖路中国脑库 A 栋四楼　　邮编：518029					
		银行电汇或转账	户 名：中资海派商务管理(深圳)有限公司 开户行：招行深圳科苑支行 账 号：81 5781 4257 1000 1 交行太平洋卡户名：桂林　卡号：6014 2836 3110 4770 8					
	附注	1. 请将订阅单连同汇款单影印件传真或邮寄，以凭办理。 2. 订阅单请用正楷填写清楚，以便以最快方式送达。 3. 咨询热线：0755-25970306转158、168　传 真：0755-25970309 E-mail: szmiss@126.com						

→ 利用本订购单订购一律享受 9 折特价优惠。

→ 团购 30 本以上 8.5 折优惠。